中山名中医传承系列丛书

吴俊哲骨伤医案拾萃

王伟群　主　编

全国百佳图书出版单位

中国中医药出版社

图书在版编目（CIP）数据

吴俊哲骨伤医案拾萃 / 王伟群主编. -- 北京：中国
中医药出版社，2025．5．--（中山名中医传承系列丛书）.
ISBN 978-7-5132-9418-8

Ⅰ．R274

中国国家版本馆 CIP 数据核字第 2025W30M32 号

中国中医药出版社出版

北京经济技术开发区科创十三街 31 号院二区 8 号楼
邮政编码　100176
传真　010-64405721
山东临沂新华印刷物流集团有限责任公司印刷
各地新华书店经销

开本 710×1000　1/16　印张 8.5　字数 125 千字
2025 年 5 月第 1 版　2025 年 5 月第 1 次印刷
书号　ISBN 978-7-5132-9418-8

定价　58.00 元
网址　www.cptcm.com

服 务 热 线　010-64405510
购 书 热 线　010-89535836
维 权 打 假　010-64405753

微信服务号　zgzyycbs
微商城网址　https://kdt.im/LIdUGr
官 方 微 博　http://e.weibo.com/cptcm
天猫旗舰店网址　https://zgzyycbs.tmall.com

如有印装质量问题请与本社出版部联系（010-64405510）
版权专有　侵权必究

李　新　李大刚　李少华　李晓岚
吴　微　吴宇峰　吴郁锐　吴宗艺
张志强　张振山　陈　亮　陈焕洲
陈彭梦影　陈惠冰　陈新涌　陈嘉怡
陈熙洋　林　帅　林葆睿　周丹丹
周兴茂　郑雨中　郑思睿　郑晓明
郑晓熙　郑景陆　洪慧斯　徐　娟
栾非凡　高　恒　桑莉莉　黄　杏
黄子奇　曹振文　曹浩坤　韩永继
潘　敏　潘紫莹

丛书前言

中医药学，源远流长，博大精深，为中华民族的健康事业作出了巨大贡献。中山市作为岭南医药文化的重要发祥地，中医药文化底蕴深厚，历代名医辈出。民国时期，中山市已有刘蔚楚、程祖培、余子修、周伯姚、缪章宏、李尘等名医享誉四方，当代则涌现出李旭、何训昌、苏培基、缪灿铭等国家级名中医，以及蔡木杨、林棉、李燕林、缪英年、赖海标、李乐愚、杨楠等省级名中医，还有李亮、高大伟等市级名中医，他们共同为中医药的传承与发展注入了不竭的动力。

近年来，随着国家对中医药事业的高度重视与扶持，中山市积极响应，深入推进中医药传承创新发展示范试点项目。中山市中医院在此背景下，勇担重任，成功获批31个多层次中医药师承工作室建设项目，旨在通过名中医药专家的学术传承，推动中医药事业的蓬勃发展。

经过不懈努力，这些工作室已取得了显著成果。20位名中医及工作室以深厚的学术造诣和丰富的临床经验，撰写了一系列高质量学术专著。这些专著中，有名中医从医60年，退休后历经20余年撰写的手稿，凝聚了其毕生心血与智慧；有对中医经典的新释，深入挖掘经典医籍精髓；有理论探讨，阐述中医药的独特魅力；有医案分析，记录临床实践的宝贵经验；有名方验方集萃，传承中医药的实用疗效；还有心得体会，分享名中医的学术感悟与人生智慧。为将这些宝贵财富传承下去，我们特将这些专著纳入中山市"国家中医药传承创新发展示范试点市"防治康系列丛书，命名为《中山名中医传承系列丛书》。

本套丛书覆盖中医内科学、中医全科学、中医外科学、中医骨伤学、老年病学等多个学科领域和中医教育，每册均凝聚了名中医的学术精华——临床经验及学术思想。著作内容结合现代临床实际，提出独到见解与治疗方法。有的图书还配有图片，有助于读者直观理解。

在编纂过程中，我们坚持精益求精，严格审核校对，确保内容准确、表述清晰、格式规范。装帧设计兼具学术价值与艺术美感，旨在为读者提供优质的阅读体验。

展望未来，《中山名中医传承系列丛书》将成为中医药工作者学习交流的重要参考书籍，进一步推动中医药学术的传承与创新。我们期待更多中医药专家加入，共同为中医药事业的发展贡献力量。

衷心感谢参与本套丛书编纂和出版工作的同仁们，是你们的辛勤付出，使这一力作得以问世。愿本套丛书能为中医药文化传承与发展作出更大的贡献！

《中山名中医传承系列丛书》编委会

2025年1月

编写说明

中医药学作为中华民族的瑰宝，历经千年积淀，形成了独特的理论体系和临床诊疗方法。在骨伤科领域，历代医家以"筋骨并重、动静结合"为核心理念，结合丰富的临床实践，为无数患者解除了病痛。本书的整理与编纂，既是对传统骨伤学术思想的传承，也是对当代名中医临床经验的系统总结，以期在守正创新的时代背景下，为中医药事业的薪火相传贡献一份力量。

吴俊哲主任医师，作为岭南名医、中山市名中医，深耕骨伤科领域三十余载，其学术生涯扎根于经典，活跃于临床，升华于科研。他师从中国中医科学院望京医院朱立国教授、全国名老中医药专家苏培基教授、广州中医药大学名师名医樊粤光教授，通读《黄帝内经》《难经》《伤寒论》《金匮要略》《神农本草经》等中医古典医籍，深谙《正体类要》《医宗金鉴·正骨心法要旨》等典籍精髓，同时融汇现代医学理念，形成了以"整体观念""善调气血""补益肝肾""筋骨并重、内外兼治、动静结合"等为主的学术思想。本书第一章通过梳理其学术渊源与思想脉络，展现了一位中医人如何在传统与现代的碰撞中坚守初心，在理论与实践的循环中开拓新境。

全书以"医案"为载体，精选吴俊哲教授临床诊疗中极具代表性的70余例典型病例，涵盖脊柱、关节、创伤、骨肿瘤及其他杂病等常见及疑难病证。每一则医案均以"理法方药"为主线，完整呈现其辨证思路、手法特色、方剂化裁及康复调护要点。这些鲜活的临床记录，既是对中医骨伤诊疗技术的生动诠释，也为青年医师提供了可借鉴的实践范本。

本书的整理历时两年余，编者反复考证医案细节，力求原汁原味保留诊疗实录。我们期待，这册凝聚着名医心血与团队智慧的著作，能成为连接经典与现代的桥梁——既为临床工作者提供实用的参考，也为科研人员开拓思路，更让广大患者感受到中医骨伤学的独特魅力。薪火相传，生生不息，愿此书能点燃更多人对传统医学的热爱与信心。书中若有疏漏之处，恳请同道提出宝贵意见，以便再版时修订提高。

编者

2025年3月

目 录

第一章　学术思想与临证经验

　　吴俊哲，男，籍贯广东饶平，主任医师、岭南名医、硕士研究生导师、广州中医药大学骨伤科教授、中山市中医院首届医院名医。现任中山市中医院骨一科科主任，中山市中西医结合学会脊柱病专业委员会主任委员，中山市中医药学会脊柱病专业委员会主任委员，中山市中西医结合学会骨质疏松专业委员会主任委员，广东省中医药学会脊柱病专业委员会副主任委员，广东省基层医药学会脊柱外科专业委员会副主任委员，广东省健康管理学会脊柱外科专业委员会常委，广东省健康管理学会颈椎外科专业委员会常委，中山市中医药学会理事，中山市医学会脊柱外科专业委员会副主任委员，中山市中西医结合学会骨伤科专业委员会副主任委员。曾为"中山市中医优秀临床人才研修班"学员，师承广州中医药大学樊粤光教授，"第五批全国老中医药专家学术经验继承工作"学员，师承苏培基教授，"中山市中医院优秀临床人才精英培育工程"学员，师承中国中医科学院望京医院朱立国教授。从事骨伤科疾病临床工作三十余年，善长各种脊柱外科疾病的诊治、脊柱疑难疾病的手术治疗，熟练掌握各类脊柱微创手术；运用小针刀、整脊手法、棍辅推拿手法和中药内服外用等多种方法治疗各种脊柱疾病疗效显著；对各种骨折、脱位、筋伤及脊柱脊髓损伤疾病治疗经验丰富。

　　吴俊哲教授是国家重点专科中山市中医院骨伤科名中医，脊柱专科创始人之一。他长年中医临证，如切如磋，如琢如磨，学术造诣深厚，长期潜心于中医药防治骨伤科疾病的临床实践，悬壶岭南，孜孜不倦。他通读《黄帝内经》《难经》《伤寒论》《金匮要略》《神农本草经》等中医古典医籍，并对明、清等历代医家的医著反复学习，打下了坚实的理论基础；认真研读名师医论、医话和经验方，博采众长，结合个人临床实践，锲而不舍，终形成一套独具特色的中医学术思想体系和临证经验。

一、学术思想

1. 整体观念

整体观念是中医学关于人体自身的完整性及人与自然、社会环境的统一性的认识。

（1）机体机能上的整体观：吴教授认为人体是由脏腑、经络、皮肉、筋骨、气血、精与津液组成的一个有机整体。人体一切生命活动都是脏腑功能的外在表现，脏腑功能活动所依赖的物质基础是气、血、精和津液，它们之间的关系是相互依存、相互制约。作为骨伤科医生，不能只见筋骨，不见脏腑、气血等。

（2）病机上的整体观：吴教授认为骨伤科皮肉、筋骨受损，亦能导致脏腑、经络、气血失和，反之亦然。例如四肢骨折，导致气血运行紊乱，血不循经，出现肿胀、疼痛一系列内在变化。又如"肝主筋，肾主骨"，肝肾不足，则筋骨失去营养，导致腰痛，转动困难。《正体类要·序》云："肢体损于外，则气血伤于内，营卫有所不贯，脏腑由之不和。"吴教授每临证时，强调一定要有整体观，注重脏腑功能、气血调和。

（3）治疗上的整体观：吴教授认为在疾病诊治过程中，应从整体观点出发，分析筋骨和脏腑、经络、气血之间的关系，调整阴阳、扶正祛邪，使骨骼筋脉恢复常态。同时注意患者的心理、社会因素，辅以安慰、暗示、关心等心理治疗，促进患者情志平和、气血畅通、肝气调达。

2. 善调气血

气血是维持人体生命活动的物质基础。气血运行于周身，外可充养皮肉筋骨，内可灌溉五脏六腑，濡养全身。故"人之所有者，血与气耳""足受血而能步，掌受血而能握，指受血而能摄"。吴教授认为这正是从侧面说明了气血对人体生命活动的重要性。《杂病源流犀烛》云："跌仆闪挫，卒然身受，由外及内，气血俱伤病也。"吴教授认为骨伤科疾病的发生、发展与气血的关系极为密切，对于骨伤初期，气血凝滞者则用桃红四物汤加减以活血化瘀，后期病程日久，气血亏虚者则用八珍汤加减补益气血。他认为气血同病在骨伤科临床上多见，如气滞血瘀、气血两虚、气不摄血、血随气逆等，分析气血与骨伤疾病的联系，治病求本，有利于骨伤科疾病的辨证论治。

3. 补益肝肾

吴教授认为脏腑是主持人体生命活动的主要器官，其正常功能是生化气血，通调经络，濡养皮肉筋骨。若脏腑不和，经络阻塞，气血凝滞，皮肉筋骨失养，则可引起肢体病变。而对骨科来说，其病变与肝肾二脏关系尤为密切。肝主筋，藏血，筋能束骨屈节。肾藏精，生髓充骨。外力作用于人体可使骨断筋离，或年老体衰，肝肾亏乏，筋骨失养，则可筋脉拘急，骨质日渐脆弱，治疗就应补肝固肾，使肝血充盈，肾精充足，筋劲骨强，此亦为治本之法。吴教授认为老年人肝肾不足，筋骨失养，不荣则痛。他治疗腰椎间盘突出症、骨质疏松症、腰肌劳损、骨折康复后期，多从肝肾着手，补益肝肾，强筋壮骨，每每收效显著。

4. 筋骨并重、内外兼治、动静结合

在骨伤疾病诊治过程中，吴教授强调筋骨并重、内外兼治、动静结合。他认为骨折筋伤后，络脉受损，气滞血瘀，故见肿胀疼痛。在有效固定下，患肢适当功能活动，可推动气血流通，达到通则不痛、消肿定痛的目的。而气血行，皮肉筋骨得养，则有利于组织修复，骨折愈合。此外，无论是夹板还是用石膏长时间固定，都可造成一定程度的肌肉萎缩、关节粘连、骨质疏松。适度活动，可以改善血液循环，促进关节周围的血肿、水肿的吸收，防止肌肉萎缩、关节粘连、骨质疏松的发生，有助于患肢功能尽快恢复。针对脊柱退行性疾病治疗，如颈椎病、腰椎间盘突出症，注重理筋调曲，指导患者行颈椎操、拱桥式等功能锻炼；手法复位骨折的同时提倡动静结合，早期功能锻炼，避免肌肉萎缩；强调内外兼治，腰痛、关节炎、骨折后期均积极应用中药熏洗祛风除湿、散寒止痛。

二、临证经验

（一）手法

1. 吴氏四肢骨折"八法"正骨

中医正骨手法是中医骨伤科的瑰宝，吴教授在中国中医科学院望京医院学习期间，积累了大量手法整复的临床经验，后经过多年中医正骨理论与临床研究，集各家名派手法之长，结合人体解剖特点，不断推陈出新，逐渐形成了一套自己的正骨手法，对复杂的四肢骨折及小儿骨折，基本能手到病除。吴教授主张：①"接骨先摸骨"。在骨折筋伤的手法整复过程中，利用中医"望、闻、问、切"手段，力求做到"机触于外，巧生于内，手随心转，法从手出"。②"正骨先理筋"。根据受伤机制和局部筋骨特点，对移位明显且有肌肉嵌顿或肌腱缠绕的复杂骨折，通过牵、回旋、折顶、推挤等手法先顺势理筋，再整复骨折，切忌使用蛮力。③"先易后难"。对于合并脱位的骨折，吴教授主张在整复脱位时，必须注意维持骨折端的顶持，否则可能变成复杂的骨折，难以复位；对于前臂或者小腿的双骨折，先容易后困难，先简单后复杂。④"以柔克刚"。吴教授在复位中强调手法运用巧劲，四两拨千斤，不可使用蛮力，否则不仅患者增加痛苦，肌肉紧张增加抵抗，还可能导致临近部位骨折。⑤"简单固定"。吴教授经常使用易得的纸板、松紧带、绷带等固定小儿骨折、肩锁关节半脱位及成人的骨折后期固定等，既可以减轻患者的经济负担，又便于早期功能锻炼。

同时吴教授根据《正骨心法要旨》"摸、接、端、提、推、拿、按、摩"的正骨八法自创八种整骨手法，包括触摸、牵拉、旋转、扩折、摇顶、扣挤、提按、按摩。触摸法：通过触摸，判断骨折错位程度、移位方向等，并结合X线片，分析受伤机制，然后根据"反其道而行之"的原则，确定整复方案。牵拉法：筋骨受伤后，气血壅滞，筋肉挛缩，骨折重叠，故在整复前，先行人力或器械牵拉，使筋肉松弛，断端分离，易于复位。旋转法：适用于骨折端有旋转移位或背靠背移位。扩折法：是针对横断或小斜面骨折的复位手法，在整复时扩大断端成角，进行折顶，使其达到满意对位。摇顶法：用于小斜形或横断形骨折。对于小斜形骨折，单用摇晃手法，即可使骨折断面互相靠拢、吻合；而对横断形骨折，整复仍有残余移位，先行摇晃手法纠正残余移位，继而做顶碰手法，使骨折断端嵌插，以增加断端稳定性。扣挤法：骨折复位后，仍留有残余侧方移位时用扣挤使其复位。牵引治疗的患者，可在牵引过程中，每日做该手法两次，使其逐步达到理想对位。提按法：用于骨折残留有前后移位时。按摩法：骨折整复后，循筋按摩骨折部位周围软组织，使筋肉、脉络舒展条达，气血通畅。吴教授强调施法时，术者要精力集中，通过手的各种不同用力方法，按照术前既定整复方案，将八法筛选组合运用于整复全过程，施法宜巧、准、稳、柔。即手法巧妙，以巧代力；部位准确，法到病解；气力稳妥，大小适度；刚柔相济，以柔克刚。达到"法之所施，使患者不知其苦"。反对那种不顾整体，不论伤情的粗暴整复手法。吴教授正骨手法简便实用、轻巧灵活、固定简单，极大地减轻了患者痛苦，方便了患者就诊。

2. 吴氏踩跷复位法治疗腰椎间盘突出症

受胸腰段骨折手法整复的启发，吴教授亦自创了腰椎间盘突出症的踩跷复位法，临床上取得了很好的疗效。复位时患者俯卧于复位床上，头尾两端的助手用布条分别兜住患者腋下部和骨盆处并对抗拉伸牵引数分钟，吴教授先用按、揉、磙、点法予腰部理筋，放松腰部。下方助手提患者骨盆布条使背部尽力后伸，吴教授扶持病床两侧助手，站于患者腰背部，双足于病变节段行踩跷复位，可闻及"咔哒"复位声；若未复位，可站于床上，再反向提拉双上肢或者双下肢，使背部后伸情况下再次单足踩跷复位，一般可闻及"咔哒"的复位声。复位后嘱患者绝对卧床2天，家属协助患者轴向转身，2天后佩带腰围床边静坐30分钟后再下床逐步活动。该法自创建以来，治疗众多门诊及住院患者，效果显著，为患者解决了腰腿痛困扰。该法通过理筋调曲，恢复了脊柱正常的曲度，纠正关节突关节移位，利用踩跷产生的负压使突出的髓核部分还纳，改变了椎间盘和神经根的关系，有利于神经根水肿的消退。

（二）用药

1. 从脾胃论治脊髓损伤

吴教授通过多年的临床观察发现，脊髓损伤患者早期病机以气滞血瘀、督脉受损为主，当以活血行气、通督化瘀为法，而后期出现四肢肌张力增高或肌肉萎缩、食少纳呆、神疲乏力等脾胃虚弱症状，当以补益脾胃论治。并以"脾主四肢肌肉、脾为气血生化之源"等理论为依据自创经验方——龙芪强肌饮，该方在临床上使用取得了显著的效果。脊髓损伤之人受创伤、手术、长期卧床等综合因素影响，中后期常可见四肢乏力消瘦、食少纳呆等脾胃虚弱之象；仅以活血补肾化瘀通督为治法常效果不佳，故认为脊髓损伤中后期可从补益脾胃方面辨证施治。治以健脾益气、强筋生肌为法，脾胃得补则气血营卫生化有源、肢体筋肉有所濡养，正本澄源、标本同治。脾胃为后天之本，脾胃受损，补益并非朝夕之事，龙芪强肌饮药性温和，适合长期服用，并可随证化裁加减。西医学虽以手术等手段早期解除脊髓实质性压迫，避免脊髓压迫损伤进一步加重，但因脾胃气血虚弱之本尚未纠正，故仍遗留一些神经功能障碍。从脾胃论治脊髓损伤，使营卫气血生化有源，经络脏腑、四肢百骸皆有所养，在临床治疗脊髓及周围神经损伤后功能康复效果显著。

肌张力增高是脊髓损伤后最为常见的并发症，肌群肌张力增高容易导致肢体运动不协调，从而出现全身肌肉酸胀麻痛等不适，甚至出现肌肉挛缩，在很大程度上影响患者日常生活质量。《素问·金匮真言论》中最早将脊柱疾病与五脏相对应，由"病在肝，俞在颈项……病在心，俞在胸胁……病在肺，俞在肩背……病在脾，俞在脊"可知，脾为病，治在脊俞，间接体现了脾与脊关系密切。《难经·二十八难》有云："督脉……起于下极……并于脊里，上至风府……"督脉不仅循经分布走行与脊髓的解剖位置相似，而且被称为"诸阳之会""阳脉之海"，具有统帅一身之阳、协调全身阳经气血津液的作用，全身肌肉的灵活运动也与之息息相关，故其生理功能与脊柱脊髓相似。所以现在学者大多从督脉探讨与脊柱脊髓有关的疾病。综上可知，病在脾，俞在脊。脾胃与脊柱脊髓关系密切。

《灵枢经》载，"身有所伤，血出多……有所堕坠，四肢懈惰不收，名曰体惰"，身体受外伤或高处坠落时，四肢乏力麻木甚至不能移动，名为"体堕"。现在大多学者将脊髓损伤归于中医的"体堕"。《圣济总录·伤折恶血不散》云："血行脉中……环周一身……若因伤折……血行之道，不得宣通。"早期营血在脉中运行，循环无端，周而复始，环绕全身，当受外伤、高处坠落等外因导致脊髓损伤时，督脉受损，营血运行不畅，或者血溢脉外，血行受阻，气滞不行，气不推动血液运行，又进一步加重血停，时间稍长，就出现气滞血瘀，治当活血行气、通督化瘀。中后期时，气滞血瘀逐渐加重，或虽服用药物使气滞血瘀程度减轻，但活血化瘀药物多为辛温之品，药性猛烈，都易损及脾胃。"脾胃为气血生化之源"，脾胃受损，气血化生不足，气血不足，脾胃无气血濡养，不能运化受纳谷食，如此循环往复，脾胃日益虚弱。现代脊髓损伤早期均采取手术方法进行复位减压松解神经，但在手术操作过程中会造成患者正气受损，且局部出血，气随血脱，再者术后患者长期卧床，"久卧伤气"，诸多病机繁杂交错日久，患者极易出现肌肉萎缩、食少纳呆、神疲乏力等脾胃虚弱症状。西医常用消炎止痛药物以助患者缓解肌张力增高带来的疼痛不适。长期大量服用消炎止痛药物极易损伤脾胃，时间一长，患者容易出现胃出血、胃溃疡等脾胃疾病。突然出现四肢乏力麻木甚至不能移动及昂贵的住院费，使患者心里的压力骤增，出现自卑、自责、失望、绝望等多种情绪，《脾胃论》云"凡怒、忿、悲、思、恐、惧，皆损元气"，《景岳全书》言"思伤脾"，故多种情感交织在一起，肝气郁结，郁久化火，木旺乘土，脾胃受损，日久脾胃虚弱。因此，脊髓损伤中后期容易出现脾胃虚弱。

脊髓损伤早期主要由督脉受损所致，督脉受损后血逆气乱，络阻血瘀，损伤脾胃，中后期极易出现脾胃虚弱，脾胃为气血生化之源，脾胃受损，气血化生不足，气血不足，筋失濡养、经脉不通而致痉。脾主肌肉，乃人体后天之本。脾胃健运，气血充足则肢体得气能举能动，得血能静能舒。因此补益脾胃，益气活血，濡筋解痉为治疗脊髓损伤后的肌张力增高的有效方法。吴教授通过临床研究发现，以补益脾胃为立法的龙芪强肌饮能显著缓解脊髓损伤后患者下肢肌肉的萎缩及肌张力增高。

《金匮要略编注》云："五脏六腑之血，全赖脾气统摄。"清代唐容川有云："治血者，必治脾为主。"《素问·脏气法时论》言："脾欲缓，急食甘以缓之……甘补之。"龙芪强肌饮性味甘温，以补益脾胃为主，脾胃既补，气血生化有源，气血充足，则四肢筋脉皮肉濡养充分。临证加减：若伴有双下肢疼痛、麻木等症状，多因手术过后局部血瘀气滞所致，故视患者病情、体质情况而在原方基础上加入蜈蚣2g、全蝎10g、甘草泡地龙20g活血化瘀通络；若双下肢乏力较重，可加黑老虎30g，牛大力、千斤拔增至30g，以增其补气通络之效；若伴有颈肩部僵硬不适，加葛根30g、桑枝15g舒筋通络；若夹有虚热之象，可去人参予党参15g，知母10g，天花粉15g，以增滋阴清热生津之效；若患者久治症状未改善而肝气郁结，将柴胡增至15g，加香附15g、白芍15g以加大其疏肝解郁之效。

脊髓损伤后肌张力增高时，首选非手术治疗。手术虽能直接治疗肌张力引起的痉挛，但术中对肌肉的牵拉、神经的刺激，术后局部存在的炎症、缺血等均会给患者带来不必要的痛苦，且远期效果并不确切，有复发甚至加重病情的风险。临床上只有严重痉挛、其他治疗措施不能缓解、影响康复治疗才会选用。服用大量的西药也会给患者带来一定程度的肝肾、脾胃损害。龙芪强肌饮性味温和，可以长期使用，但需根据病情变化而临证加减，为临床治疗脊髓损伤后肌张力增高提出新的思路，新的解决方法。

2. 虫类药治疗神经损伤后遗症

神经功能受损的另一典型表现为皮肤感觉异常，感觉减弱或过敏，中医称为肌肤麻木不仁。究其成因，多为局部经脉气血痹阻之故，单纯补益脾胃治其本往往难获速效，需借助虫类药等血肉有情之品，取其善于"血中抽剔、攻通邪结"之功效。如叶天士认为痹证日久，气血俱伤，化为败瘀凝痰，混处经络，需用虫药搜剔，以动药使得血无凝者，气可宣通。国医大师朱良春亦云："痹证日久，邪气久羁，深经入骨，气血凝滞不行，变生痰湿瘀浊，经络闭塞不通，非草木之品所能宣达，必借虫蚁之类搜剔窜透，方能浊去凝开，气通血活，经行络畅，深伏之邪除，困滞之正复。"故吴教授方中常加用全蝎、蜈蚣、土鳖虫活血通络以止痛，乌梢蛇、地龙祛风蠲痹以除麻。现代药理研究证明蜈蚣、土鳖虫、地龙等虫类药有良好的抗炎镇痛作用。虫类药多为有毒之品，其性峻猛，与大剂量补益药配伍，可减轻其耗气伤血的不良反应；虫类善行气通络，既可治疗疼痛麻木之标证，又可缓补益药之滋腻碍胃。补益脾胃法结合虫类药治疗中后期脊髓损伤，脾胃得补则气血营卫生化有源，肢体筋肉有所濡养，经络得通则气血运行通畅，补益行气，补而不滞，正本澄源，标本同治，合而共奏健脾益气、强筋生肌、通络止痛之功，有效促进脊髓神经功能恢复。

第二章　典型医案拾萃

第一节　脊柱相关性疾病

医案1　从脾胃论治脊髓损伤案

唐某，男，46岁。2016年10月11日初诊。患者因外伤致颈部疼痛伴双上肢麻木乏力于2016年8月30日至我院住院治疗，行颈椎磁共振检查示C3/4、C4/5、C5/6椎间盘向后突出，椎管狭窄，颈髓受压；于2016年9月6日行颈椎后路单开门减压侧块螺钉、铆钉内固定植骨融合术。术后结合西医药物及康复理疗等治疗后仍觉双上肢麻木及乏力感，为求进一步诊治，遂来我院门诊就诊。现症见：精神疲倦，面色轻度萎黄，形体消瘦，双上肢乏力、麻木，双手指运动欠灵活，夜间常有双上肢痹痛感，时疼痛明显影响睡眠，自觉身体困倦懒动，食欲欠佳，食量明显减少，进食后自觉脘闷不适，大便2日1次，小便正常，舌淡，苔白，脉细弱。查体：双上肢感觉麻木，以双前臂外侧及双腕关节远端明显；双上肢肌力3+级，肌张力降低；双下肢肌力、肌张力正常；双侧肱二头肌腱反射（＋）、双侧肱三头肌腱反射（＋）、双侧桡骨膜反射（＋）、双侧霍夫曼征（－）；其余生理反射存在、病理反射未引出；ASIA（美国脊髓损伤协会）运动功能评分76分（总分100分），ASIA感觉功能评分198分（总分224分），功能独立性评分（Functional Independence Measure，FIM）77分（总分126分）。

西医诊断：颈髓损伤。

中医诊断：痿证。

证型：脾胃虚弱证。

治法：健脾益气，强筋生肌。

方药：龙芪强肌饮加减。

处方：五指毛桃100g，黄芪30g，陈皮5g，炙甘草20g，人参15g，白术20g，茯苓20g，千斤拔15g，牛大力15g，当归10g，柴胡10g，升麻10g。

煎服法：上方首次以水800mL煎至200mL，再以水600mL煎至200mL，两次药液相混后平分两份，分早晚温服，1日1剂，连服14剂。

二诊（2016年10月25日）：患者精神状况改善，自诉双上肢乏力感较前缓解，大便难解，2～3日解大便1次，量少、便质干结，舌暗淡、苔白，脉细弱，遂于上方基础上加桃仁15g，活血润肠通便，再予14剂。

三诊（2016年11月8日）：双上肢麻木及手指活动欠灵活，夜间疼痛明显，大便每日一行，舌暗、苔薄白，脉细，考虑有兼夹瘀血阻络之象，故于上方基础上去人参，加威灵仙15g，全蝎5g，地龙20g，乌梢蛇15g，活血通络止痛，连服7剂。

四诊（2016年11月15日）：双上肢夜间已无明显疼痛，双手指活动较前灵活，麻木感缓解，现仅觉双手腕远端麻木，舌暗、苔薄白，脉细，于上方去全蝎、威灵仙，加鸡血藤15g，黑老虎20g，三七5g，补虚通络，再服14剂。

五诊（2016年12月6日）：各症状较前改善，守方再服14剂。

六诊（2016年12月20日）：患者精神良好，双目有神，面色较初诊时红润，双上肢无乏力、疼痛，手指活动灵活，双手掌指关节远端感觉仍有少许麻木，食欲明显改善，食量与受伤前相近，无脘闷腹胀，二便调，舌淡、苔薄白，脉细缓有力。查体：双手掌指关节远端感觉轻度麻木，双上肢肌力Ⅳ+，肌张力正常，双侧肱二头肌腱反射（++）、双侧肱三头肌腱反射（++）、双侧桡骨膜反射（++）、双侧霍夫曼征（－）；其余生理反射存在、病理反射未引出；ASIA运动功能评分94分，ASIA感觉功能评分210分，FIM评分109分。在前方基础上减鸡血藤、柴胡、当归温燥之品，继续服用2个月。后随访诉仍有手指末端少许麻木感，但无碍日常生活，其余诸症状消除。

按语：龙芪强肌饮为吴教授根据脊髓损伤中后期脾胃虚弱的特点而创立的经验方，具有健脾益气、强筋生肌的功效，运用于脊髓神经及周围神经损伤后肌肉萎缩的治疗中效果显著。脊髓损伤之人受创伤、手术、长期卧床、情志等因素的综合影响，中后期常表现为脾胃虚弱之证。本例患者初诊一派脾虚不运之象，治以健脾益气、强筋生肌，拟方龙芪强肌饮加减，重用五指毛桃以健脾益气、行气补虚，五指毛桃即民间俗称的五爪龙、南芪，其味甘性平，补而不燥，故重用而为君药。臣以黄芪，味甘，性微温，入肺、脾经，功效补中益气、升阳固表，与君药五指毛桃合用可加强补气健脾之功而不惧过于温燥；人参、炙甘草、白术、茯苓取补气名方四君子汤之意，用以大补一身之元气，且其中茯苓健脾而渗湿，白术健脾而燥湿，以助脾气之运化，四药亦合以为臣。佐以当归活血补血，血为气之母，气血并补；陈皮理气和胃、行气助运，使诸药补而不滞；再佐岭南道地药材千斤拔、牛大力强腰健肾、补虚通络以治肢体麻木乏力之标；柴胡、升麻升阳举陷，既振奋升提下陷之中气，又引诸药入脾、胃经，如《本草纲目》曰，"升麻引阳明清气上升，柴胡引少阳清气上行，此乃禀赋素弱，元气虚馁，及劳役饥饱，生冷内伤，脾胃引经最要药也"，两药亦为佐使。总览全方，脾胃得补则气血营卫生化有源、肢体筋肉有所濡养，补益行气、补而不滞，正本澄源、标本同治，合而共奏健脾益气、强筋生肌之功。

脊髓损伤早期以实证为主，外伤后局部损伤出血，瘀血阻滞督脉，督脉为阳脉之海，手足三阳经脉气血运行受阻，肢体肌肉无以濡养，则见肢体麻木乏力，发为体堕。明代薛己在《正体类要》提出，"肢体损于外，则气血伤于内，荣卫有所不贯，脏腑由之不和"，肢体外伤，瘀血内停，气血运行不畅，脾胃失养。损伤后早期运用辛苦温燥之活血化瘀药，其性峻猛，易损脾胃，久则脾胃虚弱，气血无以所生。脊髓损伤患者现大多通过早期手术解除压迫，手术创伤出血、气随血脱，加之随后的长期卧床，所谓"久卧伤气"，脾胃气血愈虚。再者，本病病程长、病情重，患者生活多不能自理，日常工作生活严重受扰，需承受来自生活、经济、社会等各个方面的压力，容易导致思虑、抑郁、忧愁等不良情绪的产生，情志不舒、肝气郁结、木郁克土，即所谓"思伤脾"，进一步加重脾胃的损伤。正如《景岳全书》所言："脾胃之伤于劳倦情志者，较之饮食寒暑为更多也。"《脾胃论》谓："凡怒、忿、悲、思、恐、惧，皆损元气。"路志正教授认为，情志虽先伤所藏之脏，但终必损及脾胃，影响脾胃之运化，进而导致气血生化障碍、输布失常，诸病由生。综上所述，脾胃虚弱亦为脊髓损伤中后期的一个重要病机。

医案2　从脾胃论治脊髓损伤案

李某，男，67岁，2017年2月21日初诊。主诉：下肢乏力8月余，伴腰骶部疼痛1周。患者8个多月前因外伤致T12椎体压缩性骨折并截瘫，在我院行T12椎体骨折后路开放减压内固定术后，仍遗留有下肢乏力和麻木症状，曾多次在我院门诊就诊，现上述症状逐步减轻。但1周前无明显诱因开始出现腰骶部疼痛，痛处固定，以刺痛感为主，仍觉下肢麻木乏力，麻木感夜间明显，进食后腹胀。目前精神疲倦，无恶寒发热、咳嗽咳痰、胸闷心痛、腹痛、异常汗出，纳眠一般，小便可，大便秘结。专科查体：胸腰背部术口愈合良好，腰骶部肌肉紧张，双侧椎旁肌局部压痛、叩击痛，双侧下肢肌肉消瘦，双侧下肢肌张力降低，双下肢近段肌力约4级、远端肌力约3级。

西医诊断：脊髓损伤。

中医诊断：痿证。

证型：脾胃虚弱证。

治法：健脾益气，强筋生肌。

方药：龙芪强肌饮加减。

处方：五指毛桃100g，黄芪30g，陈皮5g，炙甘草10g，白术20g，茯苓20g，牛大力30g，知母10g，地龙20g，桃仁15g，火麻仁15g，乌梢蛇10g，蜈蚣2条，鸡血藤30g，路路通30g。10剂。

二诊（2017年3月2日）：患者精神状态好转，腰骶部疼痛轻微，麻木感较前减轻，自觉双下肢控制较前自如，大便通畅。于上方基础上减桃仁、火麻仁、知母，加千斤拔15g、牛大力15g强腰健肾，补虚通络，人参10g加强补气作用，当归10g养血合营，柴胡10g、升麻10g行气助运，再服14剂。

三诊（2017年3月16日）：患者精神良好，腰骶部已无疼痛，诉夜间仍有麻木，食欲较前好转，于上方减鸡血藤、路路通，加全蝎10g，和前方中乌梢蛇、蜈蚣以血肉有情之品祛风蠲痹以除麻，予方14剂。

四诊（2017年3月31日）：患者一般情况良好，症状大致同前，守方14剂。

五诊（2017年4月17日）：患者麻木感明显减轻，双下肢远端肌力3+级，前方基础上减柴胡、当归温燥之品及全蝎、蜈蚣，继续服用1个月后随访见双下肢麻木轻微无碍生活。

按语：中医学治疗脊髓损伤注重整体观念，多从气血辨证入手，故早期脊髓损伤的内治法必须以活血化瘀、通络复髓为要点。而到了中后期，患者长期卧床，易久卧伤气，筋骨痿软，又气为血之帅，气行则血行，气虚则无力推动血行，气滞则血瘀，故活血化瘀同时应注重行气补气、养血益肾填精。故吴教授认为，中药治疗早期脊髓损伤应以活血祛瘀、疏通督脉为大法，中后期以补益气血、强筋壮骨为大法，兼顾益肾填精。

对于上述两例中后期脊髓损伤，吴教授均从脾胃论治，他认为脾胃与脊柱、脊髓之间关系密切，所以很多脊柱相关性疾病都可从脾胃来论治。我们团队也翻阅了大量古籍来论证两者间的关系。《素问·太阴阳明论》曰："脾者土也，治中央。"《素问·金匮真言论》则谓："中央为土，病在脾，俞在脊。""俞"者"应"也，意思就是说中央脾土的病变，表现是在脊柱。唐代王冰在《重广补注黄帝内经素问》中解释道，"以脊应土，言居中尔"。清代薛己《医经原旨》又云："脊居体中，故应土也。"也就是说脊柱位于人体的中央，与五行中脾土位居中央相对应，所以有脊应土之说。《难经·二十八难》记载："督脉者，起于下极之俞，并于脊里，上至风府，入属于脑。"督脉为阳脉之海、诸阳之会，具有统摄元阳、振奋督率全身阳经之功能，全身肢体筋肉的活动与其密切相关，无论解剖位置还是生理功能都与现代脊髓相似，故现代多数脊柱、脊髓的相关性疾病也多从督脉论治。《说文解字注》曰："督者，以中道察视之，人身督脉在一身之中。"而在《康熙字典》中"督"有"察""中""正"等解释，即"督"有察看、监管、使其不偏斜之意。《素问·玉机真脏论》曰："脾为孤脏，中央土以灌四傍。"脾居中位，通过气血以濡养灌溉心、肝、肺、肾四脏及四肢、九窍、百骸。《素问·刺法论》又谓："脾为谏议之官，知周出焉。"《周礼·司谏》注，"谏，犹正也，以道正人行"，《说文解字》徐注云，"谏者，多别善恶以陈于君"，也就是说脾胃能够监督和纠正人身体的各种异常状态。可见"中央脾土"与"督"之意不谋而合，同样有监督、纠正以维持各种生理功能之意，也就是说脾胃、督脉、脊髓之间的关系密切，更证明了"病在脾，俞在脊"之言。中医原本无脊髓损伤一说，但参照脊髓损伤后截瘫、四肢麻木乏力等表现，可归属《黄帝内经》所谓"体堕"的范畴，《灵枢·寒热病》曰："身有所伤，血出多及中风寒，若有所堕坠，四肢懈惰不收，名曰体惰。取其小腹脐下三结交。三结交者，阳明、太阴也，脐下三寸关元也。"关元穴为足三阴经与任脉的交会穴，具有补益脾胃、大补元气之功效，通过补益脾胃来治疗体堕，《黄帝内经》既提示了"体堕"的重要治法，也再次强调了脊柱、脊髓与脾胃之间的关系。

医案3 虫类药治疗脊髓神经损伤后遗症案

赵某，男，64岁。主诉：腰椎术后双下肢麻木3月余。患者3个多月前因腰痛伴双下肢痹痛诊断为腰椎管狭窄症，当时以腰痛及双下肢麻木乏力为主，伴间歇性跛行，步行困难，双下肢足背伸、跗背伸肌力3+级，双膝关节以下感觉麻木，严重影响日常生活，影像学见腰3/4、腰4/5椎间盘突出，黄韧带肥厚，椎间狭窄，脊髓受压明显，考虑患者神经症状严重，影响日常工作生活，故行相应节段腰椎后路减压植骨融合内固定术，术后患者腰痛消失，双下肢麻木症状虽较术前有部分缓解，但仍遗留双足背麻木明显，予营养神经及结合针灸等治疗仍迁延未愈。本次来诊见神清，精神稍倦怠，双下肢麻木，以双足背明显，食欲一般，进食后腹胀，大便1日1次，便质较烂不成形，小便正常，舌暗淡，舌下瘀斑，苔白，脉细弱。

西医诊断：腰椎神经损伤术后。

中医诊断：痹证。

证型：脾胃气虚夹瘀证。

治法：健脾益气，补虚通络。

方药：龙芪强肌饮加虫类药。

处方：五指毛桃50g，黄芪、白术、茯苓各20g，党参、地龙、千斤拔、牛大力、当归、柴胡、升麻、乌梢蛇、土鳖虫、炙甘草各10g，全蝎、陈皮各5g，蜈蚣2条。1日1剂，连服14剂。

二诊：精神状态好转，双足麻木感减轻，饮食胃口渐佳，大便便质成形，舌淡、苔白，脉细。于上方基础上减土鳖虫，继续连服14剂。

三诊：症状继续好转，双足轻度麻木无碍生活，饮食胃口可，二便正常，舌淡、苔薄白，脉细缓，于原方减五指毛桃为30g，去蜈蚣，继续连服14剂以巩固疗效。后续随访疗效满意。

按语：脊髓神经损伤中后期以脾胃气虚为根本，并且很多患者以肢端麻木疼痛为主诉。神经功能受损的典型表现为皮肤感觉异常，感觉减弱或过敏，中医称此为肌肤麻木不仁。究其成因，吴教授认为多为局部经脉气血瘀阻之故，单纯补益脾胃治其本往往难获速效，需借助虫类药等血肉有情之品，取其善于"血中抽剔、攻通邪结"之功效。如叶天士认为，痹证日久，气血俱伤，化为败瘀凝痰，混处经络，需用虫药搜剔，以动药使得血无凝者，气可宣通。国医大师朱良春亦云："痹证日久，邪气久羁，深经入骨，气血凝滞不行，变生痰湿瘀浊，经络闭塞不通，非草木之品所能宣达，必借虫蚁之类搜剔窜透，方能浊去凝开，气通血活，经行络畅，深伏之邪除，困滞之正复。"故方中加用全蝎、蜈蚣、土鳖虫活血通络以止痛，乌梢蛇、地龙祛风蠲痹以除麻。现代药理研究证明蜈蚣、土鳖虫、地龙等虫类药有良好的抗炎镇痛作用。虫类药多为有毒之品，其性峻猛，与大剂量补益药配伍，可减少其耗气伤血的不良反应。虫类善行气通络，既可治疗疼痛麻木之标证，又可缓补益药之滋腻碍胃。

补益脾胃法结合虫类药治疗中后期脊髓损伤以及脊髓神经损伤后遗症状，脾胃得补则气血营卫生化有源，肢体筋肉有所濡养，经络得通则气血运行通畅，补益行气，补而不滞，正本澄源，标本同治，合而共奏健脾益气、强筋生肌、通络止痛之功，有效促进脊髓神经功能的恢复。

医案4 中医治疗血清阴性脊柱关节案

刘某，男，26岁，广西南宁人。3年前无明显诱因开始反复出现腰骶部及双足跟交替痛，短距离步行后尤甚，休息及下蹲后疼痛很快消失，天气寒冷时较严重，夏天症状较轻，晨起易出现不间断肢体僵硬，骑自行车时患处疼痛缓解，晨僵感减轻，平素易怒，易口干失眠，经武汉某医院诊断为自主神经功能紊乱，给予抗组胺药，效果不明显。今年初症状开始加重，且夏天症状也比原来严重，步行500～1000m即出现显著疼痛，行动艰难。至中山某医院就诊，查血 HLA-B27 阴性，查抗链球菌溶血素"O"（ASO）345.4IU/mL、类风湿因子（RF）阳性，遂确诊为"类风湿关节炎"。积极予以西药治疗，效果不佳。2021年3月29日初次至我院就诊，仍有反复持续腰背部及骶部疼痛，双足跟部交替性疼痛较前明显，并伴有严重失眠，症状较前加重，同时尿略黄，或伴头昏，或口唇烂（曾患白塞综合征）。舌暗红，边有齿印，苔少而干，脉数略弦。患者父母均有"强直性脊柱炎"病史。查腰部X线片示：腰骶髂关节损害，双侧骶髂关节面模糊，关节面下可见小囊变，关节间隙变窄，局部关节面消失。双髋关节面侵蚀样改变，髋臼缘唇样骨质增生。查CT示双侧骶髂关节软骨钙化及韧带骨化改变。

西医诊断：强直性脊柱炎。

中医诊断：竹节椎。

证型：肝肾阴虚、寒湿阻络、郁而化热证。

治法：补益肝肾，祛风除湿，兼清郁热。

方药：一贯煎合桂枝芍药知母汤加味。

处方：生地黄15g，北沙参10g，枸杞子15g，麦冬10g，当归

10g，川楝子8g，桂枝10g，白芍32g，知母10g，炙麻黄6g，防风10g，制附片6g，炒白术12g，生甘草10g，生姜3片（10g），薏苡仁30g，炙甘草10g，葛根30g，红花10g，桃仁10g，茯神15g，酸枣仁20g，地龙20g，黑老虎20g。7剂，水煎服，1日1剂，分2次服用。

二诊（2021年5月12日）：舌边轻度齿印。守上方加制川乌10g，石斛10g，知母15g，苍术15g，14剂，水煎服，1日1剂，分2次服用。

三诊（2021年6月1日）：自诉服药后腰骶部疼痛明显减轻，双足跟部疼痛消失，纳眠可，但易出现乏力，活动后汗多。脉细数微滑，舌淡红苔薄白。上方加党参20g，糯稻根15g。10剂，水煎服，1日1剂，分2次服用。

四诊（2021年6月10日）：自诉卧床久后偶有腰骶部疼痛，出汗正常，精神良好，舌淡红苔薄白，脉洪有力。病情基本控制，无其他明显不适，嘱患者定期到医院复诊。由于患者出国求学，要求服用西药辅助巩固治疗，故适量酌情指导异地用药。

按语： 中医对强直性脊柱炎发病的认识最早见于《素问·骨空论》，"督脉为病，脊强反折"。《素问·逆调论》曰："肾者水也，而生于骨，肾不生则髓不能满，故寒甚至骨也……病名曰骨痹，是人当挛节也。"《难经·二十九难》云："督之为病，脊强而厥。"《金匮要略·中风历节病脉证并治》亦有"诸肢节疼痛，身体魁羸……"的描述。可见古代医家对本病已有了相当的认识。在正气不足的基础上，感受外邪是本病发生的外部因素。《素问·痹论》曰："风、寒、湿三气杂至，合而为痹也，其风气胜者为行痹，寒气胜者为痛痹，湿气胜者为著痹也。"本案患者素有家族病史，显然病久正气不足，阴液衰微，又感受外来风寒湿邪气，致使疾病迁延，久治不愈。辨证当为肝肾亏虚，寒湿痹阻郁热，经络不畅。治以滋补肝肾、祛风除湿为主。治疗以一贯煎合桂枝芍药知母汤加味。足少阴经过足跟，循股，过臀，属肾络膀胱。患者两足跟交替疼痛，伴脊柱、腰、髋、大腿关节疼痛，舌红、脉弦皆为肝肾阴虚、骨失所养之征，头昏是湿邪内蕴之兆，脉数、尿黄乃湿郁化热之迹。用一贯煎合桂枝芍药知母汤补益肝肾，祛风除湿，兼清郁热。方中麻黄、桂枝、防风祛风散寒，生姜、白术、制附片温阳化湿，芍药、知母、薏苡仁缓急止痛，桃仁、红花活血化瘀止痛，葛根疏经生津，黑老虎、地龙搜风通络，引药直达病所。再诊患者症状减轻，热象亦不明显，故加制石斛、知母补肾滋阴生津，川乌大辛大热之品，苍术健脾祛湿，以加强培元固本、温经散寒、通络止痛的功效。三诊出现多汗、乏力，故在守方巩固疗效的基础上予补气的党参，固表止汗的糯稻根。此后多诊中，患者主要病机证候未变，故以一贯煎合桂枝芍药知母汤为主方，随症加减。

医案5　经方治疗颈椎病案

郑某，男，46岁。主诉：颈肩部疼痛伴左上肢麻痛2个月。患者于2个月前无明显诱因出现颈肩部疼痛，伴左上肢麻木及酸痛感，晨起及吹风受寒后明显，活动后稍有减轻。近来天气转冷后发作明显，难以忍受，无头晕头痛、双下肢乏力、胸闷、呼吸不畅等，纳眠可。查体：颈部肌肉紧张，颈部左侧压痛明显，左上肢肌力及肌张力正常，生理反射正常，霍夫曼征阴性，椎间孔挤压试验阴性，臂丛神经牵拉试验弱阳性，神经干叩击试验（Tinel test）阴性；舌淡、苔薄白，脉浮数。我院颈椎X线检查示颈椎退行性变。

西医诊断：颈椎病神经根型。

中医诊断：项痹证。

证型：风寒痹阻证。

治法：祛风散寒，通络止痛。

方药：桂枝加葛根汤加减。

组成：桂枝10g，葛根30g，白芍10g，甘草10g，黑枣10g，地龙15g，乌梢蛇10g，土鳖虫10g，秦艽10g，鸡血藤15g。7剂。

二诊：症状明显缓解，偶有左下肢麻木，仍觉怕风恶冷，守前方7剂。

后续电话随访症状已消失，无明显不适。

按语： 本例患者颈部疼痛伴左上肢麻痛的症状明显，且晨起气温较低及吹风受寒后疼痛加重，近日天气转冷后发作明显，舌淡、苔薄白，脉浮数，故辨证属风寒痹阻证，予经方桂枝加葛根汤加减，以大剂量葛根解肌止痛，上走肩背部，配合桂枝汤疏风散寒，加地龙、乌梢蛇、土鳖虫三种虫类药，攻冲走串、舒经通络，以缓解上肢麻木的症状，秦艽、鸡血藤加强通络活血止痛之功，7剂后患者上肢症状缓解明显。

颈椎病是脊柱专科的常见病，该病多与长期伏案低头工作或日常生活中颈部不良姿势有关，加之夜间睡眠时睡姿不良，或颈背受寒而发病。急性起病多在夜间或晨起时，患者很多表现为早晨或夜间，或吹风受寒后颈肩部疼痛。对于这类患者，吴教授多辨证为风寒痹阻之证，运用桂枝加葛根汤加减来治疗，患者反馈效果甚佳。《伤寒论》中第14条载：太阳病，项背强几几，反汗出恶风者，桂枝加葛根汤主之。项背部是太阳经脉循行所过之处，太阳经脉通利气血流畅，筋肉得其濡养，则项背活动自如，若风寒邪气侵犯太阳经脉，太阳经输不利，可诱发颈肩部疼痛。吴教授常重用葛根大剂量20~30g为君药，以升阳解肌，疏利关节，并引药上行直达病所，对颈肩部疼痛等症状治疗效果甚佳。桂枝和芍药为臣药，桂枝温通经脉，与芍药配伍，既可调和营卫，又可活血通脉。炙甘草、黑枣、生姜解表散寒、调补正气，细辛助葛根、桂枝祛风散寒。葛根善升阳解肌，除痹止痛，为治项背疼痛的要药。现代药理研究表明，葛根含有的葛根黄酮苷具有舒张平滑肌的作用，使血管舒张，增加局部血流量。对于合并头痛者，加白芷、蔓荆子疏风止痛。对于有上肢放射痛者，加桑枝以借其走上肢疏风通利关节之力。对于麻痹症状重者，加地龙、乌梢蛇等虫类药，吴教授谓虫类药攻冲走串，对肢体麻木、痹痛等效果甚佳。可临证加减选用地龙、乌梢蛇、土鳖虫、全蝎、蜈蚣等，但对于有毒性者，用量宜低。桂枝加葛根汤是《伤寒论》的名方，经方在骨科疾病中运用也是很有效的。

医案6　标本同治第三腰椎横突综合征案

吴某，女，56岁。主诉：腰痛伴右臀部放射痛半年余。患者诉半年前无明显诱因出现腰背部疼痛伴右臀部放射痛，久行久立后疼痛明显加重，休息后可缓解，无双下肢麻木、乏力等不适，症状反复，遂于今日来我院就诊。平素倦怠易累，偶有腰膝酸软，纳差，眠一般，大便便质稀烂，小便正常。舌暗淡、苔白，脉细。查体：腰背肌稍紧张，竖脊肌外缘第3腰椎水平有局限性压痛，腰部活动受限，直腿抬高试验阴性，4字试验阴性，股神经牵拉试验阴性，双下肢肌力及肌张力正常，生理反射正常，病理反射未引出。

西医诊断：第三腰椎横突综合征。

中医诊断：腰腿痛。

证型：脾肾亏虚证。

治法：补肾健脾。

方药：独活寄生汤加减。

组成：独活15g，桑寄生30g，秦艽15g，防风10g，细辛3g，川芎10g，当归10g，白芍10g，制附子10g，桂枝10g，茯苓15g，杜仲15g，牛膝15g，黄芪15g，炙甘草10g。

配合局部小针刀疗法。

局部施针后，患者顿觉腰痛及右下肢疼痛感锐减，腰背部活动受限明显减轻，配合中药独活寄生汤7剂加以巩固，1周后症状完全消失。

按语：中医治病强调求本，但有时也要急则治其标。骨科疾病的患者有时表现最明显的就是疼痛难解，可能会要求医生尽快止痛，但单单只是治标止痛而不治疗其发病的原因，疼痛仍会不时发作，这时就要求我们标本同治。正如第三腰椎横突综合征，可用小针刀疗法缓解局部疼痛治其标，辨证口服中药治其本，标本同治。

腰部肌肉在第3腰椎横突处反复摩擦，产生炎症反应，刺激周围神经，造成慢性腰痛，出现以第3腰椎横突处压痛为主要特征的慢性腰痛，称为第三腰椎横突综合征。臀上皮神经发自腰1至腰3脊神经后支的外侧支，穿横突间隙向后，再经过附着于第1腰椎至第4腰椎横突的腰背筋膜深层，分布于臀部及大腿后侧皮肤。故第3腰椎横突处周围组织损伤可刺激该神经纤维，日久神经纤维可发生变性，导致臀部及腿部疼痛。本病需与腰椎间盘突出症相鉴别，患者常有腰部扭伤史，也可无任何明显诱因。疼痛多表现为腰部及臀部弥散性疼痛，有时可向大腿后侧至腘窝处扩散，一般不超过膝关节，且第3腰椎横突压痛明显，有时可触及结节，直腿抬高试验可呈阳性，但多超过50°，加强试验阴性。X线检查可见第3腰椎横突明显过长，有时左右两侧横突不对称或向后倾斜。对于此类患者，吴教授喜欢在疼痛最明显的、局部有硬结或条索的地方施以小针刀疗法，效果立竿见影。

小针刀是"针"与"刀"的现代结合，既有激发经气、疏通经络的"针效"，又有切割松筋的"刀工"。当各种因素造成人体内部肌肉之间，肌肉和韧带之间，以及肌肉和神经、血管甚至骨骼等组织之间的粘连时，小针刀可以把这些粘连组织剥离开来，使这些组织恢复原来的动态位置，并能很好地松解患处周围组织的粘连、挛缩，降低周围组织压力，从而缓解神经、血管的压迫，并且直接刺激局部组织产生内源性阿片肽样物质，发挥止痛作用。吴教授临床上将小针刀广泛应用于多种脊柱科疾病，如颈椎病、腰椎间盘突出症、腰背肌筋膜炎、第三腰椎横突综合征、棘上韧带炎、腰肌劳损等，也用于各种慢性软组织损伤引起的顽固性疼痛或不适，如网球肘、腱鞘炎、腱鞘囊肿、腕管综合征等。

医案7 腰肌劳损案

陈某，女，39岁。主诉：腰痛一年余。患者自述一年多前无明显诱因开始出现腰背部疼痛，久坐、久行及劳累后明显，间断至当地医院就诊，查腰椎CT未见明显异常，予对症治疗后效果不佳，症状反复。近期自觉疲乏，口干，睡眠欠佳，大便较硬，纳食尚可，时有痛经，经色深红、量少。现为求进一步治疗，遂来我院就诊。患者面色萎黄，皮肤干燥。查体：腰2～5棘突旁压痛，腰部活动稍受限，双侧直腿抬高试验阴性，双侧4字试验阴性，双侧股神经牵拉试验阴性，双下肢肌力、肌张力正常，生理反射正常，病理反射未引出。舌质红，少苔，脉细数。

西医诊断：腰肌劳损。

中医诊断：腰痛。

证型：肝肾阴虚证。

治法：滋阴补肾。

方药：知柏地黄丸加减。

组成：山茱萸10g，牡丹皮10g，泽泻10g，熟地黄15g，茯苓15g，山药15g，知母10g，黄柏10g，党参20g，秦艽10g，路路通15g，益母草15g。7剂。

嘱患者多休息，适当行飞燕、五点支撑等腰背肌功能锻炼，避免过度弯腰工作，在劳动中尽可能经常变换体位。

二诊：症状明显缓解，睡眠较治疗前改善，大便较前通畅，守方治疗。

三诊：症状消失，诉本次月经来潮时已无痛经。嘱后续坚持腰背肌功能锻炼，避免劳损。

按语： 腰肌劳损常见原因为腰部长期过度负重或长期腰部姿势不良，使腰部肌肉、韧带持久地处于紧张状态。中医谓腰为肾之府，本例患者腰痛，伴有口干、睡眠欠佳、大便干结等表现，辨证考虑肝肾阴虚证。肝肾阴虚，腰府失养，故见腰部隐痛；阴津亏虚，失于濡养，则口干、大便干结；肾水不能上济心火，心火独亢则眠差。肝肾阴虚，虚热内灼，血行不畅则兼月经量少、色深红，不通则痛故痛经。治疗以滋阴补肾为法，拟滋阴补肾退热之名方知柏地黄丸加减，加用党参补气生津，因患者大便干结，故加秦艽润肠通便，秦艽乃吴教授治疗便秘之经验用药，其本身又可滋阴退热；又因患者经行疼痛、经少，故加用路路通、益母草活血通经，是治疗女子月经病的常用配伍药物。全方标本兼治，攻补兼施。

吴教授认为，日常腰部劳损之人应注重腰背肌功能锻炼。脊柱周围的肌肉软组织对脊柱的稳定性起到重要的作用，通过针对性的腰背部肌肉锻炼，加强核心肌肉力量，可增强腰椎稳定性，减缓腰椎退变，保护腰椎间盘，进而减少腰肌劳损、腰椎间盘突出症等的发生。另外，有效的腰背肌锻炼可改善局部肌肉血液循环、促进炎症消除，逐步减轻因劳损而残留的腰痛症状。腰背肌锻炼可从简单的直腿抬高运动、空踩单车运动，逐步过渡到较为复杂的五点式腰背肌运动及飞燕式腰背肌运动等。运动时讲究循序渐进，由简单到复杂，每个动作由10~20次为一组，每日3~5组开始练起，切不可操之过急，否则反而加重腰背负担。

医案8　中药联合颈椎旋提手法治疗颈性眩晕案

陈某，男，47岁。主诉：反复颈痛伴头晕2月余，加重1周。患者平素常伏案工作，时有颈痛发作，2个多月前因工作时间较长而出现颈肩部疼痛伴头晕，转颈时加重，曾多次在我院及外院门诊就诊，X线检查显示颈椎生理曲度变直、颈椎退行性变，门诊予以口服改善循环等药物治疗后症状反复，1周前无明显诱因再发加重。症见：神识清，精神疲倦，颈肩部酸胀疼痛伴头晕，转颈时疼痛及头晕加重，头晕严重时有天旋地转感，容易出汗，夜眠欠佳、多梦易醒，二便可，无口干口苦、恶心呕吐等，舌暗、苔白，脉细涩。专科检查：颈肩部肌肉紧张、压痛，双颈后斜方肌处可触及条索样感，旋颈时头晕加重。

西医诊断：颈性眩晕。

中医诊断：眩晕。

证型：气虚血瘀证。

治法：益气化瘀，通络止眩。

方药：息晕方加减。

组成：黄芪20g，丹参20g，葛根30g，酸枣仁10g，白芍10g，天麻10g，川芎10g，白术10g，红花10g，五味子10g，柏子仁10g，白芷10g，延胡索10g，党参10g，炙甘草5g。7剂。

现场予颈椎旋提手法治疗，具体操作方法为患者取坐位，颈部呈自然放松状态，医师采取点按、揉拿等手法作用于颈部软组织5~10min，让颈部肌肉获得进一步放松，然后使患者的头部向一侧水平旋转至极限角度，同时给予最大限度的屈曲，直至达到有固定感为止；行手法操作的医师站于患者正背侧，一手按患者后枕部，同时该手肘部托患者下颌，嘱患者上半身挺直并配合医师稍后仰使放松肌肉，医师肘部和手用力快速向上提拉并听到弹响声，则表示操作成功；然后将患者头部转向另一侧进行操作。现场施予手法后患者颈痛、头晕顿觉明显好转。

二诊：患者诉症状明显缓解，遗留少许颈部疼痛，夜眠情况改善，触诊时颈肩部肌肉已无初诊时那么紧张，继续当场予颈椎旋提手法治疗，并守上方中药7剂以巩固疗效，嘱后续注意工作姿势及时间、避免长时间低头、适当颈部功能锻炼。

按语：颈性眩晕为中老年患者常见疾病，与平素伏案工作筋骨劳损及自身正气亏虚有关。气虚而致血液运行缓慢，甚至气虚无力推动血液运行以至督脉、脑髓失养发为颈痛眩晕；而正气亏虚也容易导致风、火、痰、瘀等诸多邪气阻滞脑络而引起眩晕诸症。息晕方为吴教授根据该类患者气虚血瘀的病机特点而创立的经验方。方中以黄芪、丹参为君药，可起到补中益气、活血化瘀通络之效。葛根、白芷为阳明经药，共奏祛风解表、清利头目之功，同时葛根还有舒筋通络生津之作用，是吴教授治疗颈椎疾病最常应用的中药之一；天麻味甘性平，归肝经，有平肝阳、息肝风之效；酸枣仁味酸质润，起宁心安神、敛阴养筋之效，柏子仁、五味子以敛阴生津，三仁相配伍，起到养心生津安神之功；川芎为"血中气药"，其上可升清止痛，下可养血调经；白术益气健脾补中；红花活血通经、祛瘀止痛；党参、白芍有益气补血、调和营卫之功，以上诸药共为臣药。延胡索行气疏通，为治一身上下诸痛之要药，为佐药；炙甘草甘温益气，既可使补中益气之力更强，又可调和诸药，为使药。诸药合用，共奏补气活血通络、化瘀止眩、宁心安神之功效。

颈椎旋提手法为我国著名骨伤科专家、中国工程院院士朱立国教授临床治疗颈椎病的常用手法，吴教授早年曾多次赴京跟诊学习于朱立国教授，并将颈椎旋提手法带回团队开展应用，曾经就此举办过国家级培训班。该手法主要方式是通过准备阶段使颈部软组织得以放松和治疗阶段使病变部位的关节处韧带及滑囊得到伸展，促使病变部位的粘连现象得到解除，一方面使病变关节面炎症减少，另一方面改变椎动脉与横突孔及周围软组织解剖组织结构关系，扩大椎间孔，减少对椎基底动脉的压迫，最终达到调整脊柱内外平衡的目的，使处于异常位置的颈椎关节恢复为正常解剖位置，进而恢复椎基底动脉的正常供血。该手法操作步骤明确，增

加了可重复性和安全性，避免医生旋转力易超出生理范围而造成
损伤。

医案9　经方治疗强直性脊柱炎案

患者，男，35岁。主诉：反复腰骶部疼痛2年余，加重伴颈肩部
疼痛1周。患者有既往强直性脊柱炎病史，曾规律服用柳氮磺吡啶
治疗，2年来反复腰骶部疼痛，晨起明显，1周前开始出现症状加重
伴颈肩部疼痛，同样晨起时明显，伴有脊柱僵硬感，转身活动不灵
活，白天活动后稍减轻。就诊时神识清，精神一般，面色㿠白，颈
肩部、腰骶部疼痛伴脊柱屈伸活动不灵活，痛处怕冷喜热恶风，无
恶寒发热、咳嗽咳痰、胸闷心痛、腹痛腹胀、异常汗出，纳眠可，
小便清长，大便可，舌淡胖、苔白，脉缓。

西医诊断：强直性脊柱炎。

中医诊断：竹节椎。

证型：风寒痹阻证。

治法：祛风散寒，解肌通络。

方药：桂枝加葛根汤加减。

组成：桂枝10g，葛根30g，白芍10g，甘草10g，黑枣10g，甘草
泡地龙15g，生姜10g，延胡索10g，蜈蚣2条。7剂。

二诊：患者疼痛减轻近一半，仍觉晨起僵硬感，舌淡、苔白，
脉缓，考虑患者疼痛明显缓解，于上方减地龙、延胡索、蜈蚣，守
桂枝加葛根汤原方14剂。后续随诊疼痛及晨僵明显改善，对日常生
活无影响。

按语： 结合强直性脊柱炎症状表现，可归属中医所描述的"大
偻""竹节椎""痹证""痿证"等范畴。中医认为本病多为素体正气
亏虚而感受风、寒、湿、热等外邪而发病。风寒湿等阻滞经脉，气
血痹阻不通，筋骨关节等失去濡养，《灵枢·本脏》中记载，"经脉
者，所以行血气而营阴阳，濡筋骨，利关节者也"。在颈部和腰部循
行的经脉中，以足太阳膀胱经、督脉对脊柱的影响最大，太阳经脉
如果畅通，气血流动无阻，筋肉就能得到精气濡养，于是颈、腰部

则活动自如；如果风、寒等外邪袭表，客于太阳经脉，使太阳经气运行受阻，往往会引起强直性脊柱炎的发作。《伤寒论》中第14条载：太阳病，项背强几几，反汗出恶风者，桂枝加葛根汤主之。桂枝加葛根汤中葛根味甘性平，能升阳解肌、祛风发表、宣通经气，在此用意有三：一是解肌发表，以助桂枝之力；二是宣通经脉之气血，解除经脉气血瘀阻的情况；三是起到增液以柔筋舒筋的作用。桂枝通阳解肌散表，同样可恢复太阳经脉的通利。白芍缓急止痛、养血敛阴。甘草、大枣、生姜三药辅佐以同调营卫、调补正气。因患者疼痛较明显，经气不通尤为严重，故加用地龙、延胡索、蜈蚣以行气通络止痛，地龙、蜈蚣以血肉有情之品攻冲走窜，行气之力愈佳。诸药共起祛风散寒、解肌通络止痛之功效。

医案10 落枕案

黄某，女，54岁，2017年11月14日初诊。主诉：颈痛、活动受限1天。患者平素有伏案工作史，昨日晨起后顿觉右侧颈肩部疼痛明显，活动明显受限，来诊时诉口干口苦、欲饮水而饮不多，胃纳一般，眠差，舌红、苔黄腻，脉滑数。专科查体：右颈肩部压痛明显，活动受限。臂丛牵拉试验、压顶试验均阴性，四肢感觉肌力正常。

西医诊断：颈椎病。

中医诊断：落枕。

证型：湿热内蕴证。

治法：清热利湿通络。

方药：四妙散加减。

组成：黄柏15g，葛根30g，牛膝15g，薏苡仁30g，苍术15g，桑枝15g，黄连5g。服用3剂。

配合局部推拿按摩1次。

二诊（2017年11月21日）：症状明显减轻，口干口苦缓解，舌淡红苔微黄，脉滑，继续守方7剂，嘱减少低头工作，并适当进行颈部功能锻炼。

按语：患者平素伏案工作，颈部劳损，本身局部气机易不通畅。而且患者久居岭南，易感湿热，湿热困阻，热重于湿，热扰心神，故夜间睡眠质量差；湿性黏腻，阻滞颈部经络，局部经气不通、不通则痛，发为落枕，治疗当清利湿热，配合理疗，则药到病除。方中黄柏清热利湿，薏苡仁、苍术健脾胜湿，牛膝引湿热下行，葛根解肌柔筋止痛，桑枝通络祛风、上行以止痛，再辅佐少许黄连清热宁心安神。桑枝为吴教授治疗颈椎病除葛根之外的另一常用药物，也经常用于肩周炎、头痛等的治疗。桑枝能祛风湿、利关节，归肝经，具有升发之性，为治疗上肢疼痛的常用药，对风湿之邪侵袭阻遏经络而出现的颈椎病患者上肢或肩颈麻木疼痛症状具有较好的疗效；现代药理研究提示，桑枝中的黄酮成分具有抗炎止痛的功效。

医案 11　骨质疏松症案

　　陈某，女，75岁。主诉：腰腿疼痛反复发作5年余。患者既往有骨质疏松症病史，未规律服药治疗，5年前起出现腰腿疼痛，自诉疼痛以骨节内部为主，休息后无明显减轻，夜间时有双下肢抽筋感。来诊时精神一般，腰腿疼痛，腰膝有酸软无力感，无恶寒发热及胸闷气促，纳一般，眠差，二便尚可，舌淡、苔白，脉细弱。专科查体以脊柱叩击痛为主，腰部活动稍受限，腰腿等处无明显压痛。骨密度结果提示T值-4.6g/cm^3。

　　西医诊断：骨质疏松症。

　　中医诊断：骨痿。

　　证型：肝肾亏虚证。

　　治法：滋补肝肾，通络止痛。

　　方药：二仙汤加减。

　　组成：淫羊藿10g，仙茅10g，骨碎补15g，黄芪20g，牛膝15g，延胡索20g，鸡血藤20g，川芎10g，甘草5g，巴戟天10g，当归15g，知母10g，黄柏10g。

　　同时嘱规律服用钙剂治疗。

　　二诊：患者诉腰腿疼痛有所减轻，夜间抽搐感缓解，继续予上方14剂。

三诊：腰腿痛明显缓解，舌淡、苔薄白，脉细，于上方减仙茅、巴戟天，继续给予14剂中药口服，并嘱后期规律服用钙剂，定期复查骨密度。

按语： 吴教授认为，骨质疏松症的防治应从整体出发，宏观、综合地分析发病过程中诸多因素及其之间的相互联系，而这正是中医学的整体观、辨证施治的精髓所在。中医学理论认为，人体是一个有机的整体，中老年人随着年龄渐增，肾精衰、天癸竭而成衰退之虚象，肝肾亏虚，脾胃失健，气虚血瘀，充养乏源而致本病。治法上强调整体论治，以治病必求其本为指导原则，并以肾藏精，主骨生髓为理论基础，以补益肝肾为主，辅以益气健脾、活血化瘀等法。二仙汤是张伯讷教授在20世纪50年代初创制的具有温肾阳、补肾精、泻肾火、调冲任之功效的治疗骨质疏松的经验方。二仙汤的原方由仙茅、淫羊藿、巴戟天、当归、黄柏、知母组成，方中仙茅、淫羊藿为君药，二药都具有补肾填精的功效。巴戟天既补肾益精，又具有温肾阳的作用，使其少火生气。《素问·阴阳应象大论》云，"壮火之气衰，少火之气壮"，可体现其温补又不太过的思想。张景岳《景岳全书》载："善补阳者，必于阴中求阳，则阳得阴助而生化无穷。"知母、黄柏为佐使，知母滋阴，黄柏泻相火，在补肾阳的过程中滋补肾阴，既能阴中求阳，又能清肾阴不足而产生的虚火。当归为使药，补血活血通络使骨得滋养而强劲。临床应用二仙汤可适当调整其药量以达到治疗目的。阴虚发热较重者，增加黄柏、知母用量；骨痛明显者，增加当归用量，并可加入延胡索、川芎活血止痛。

医案12 棍辅推拿手法治疗腰椎间盘突出症案

廖某，男，46岁。主诉：腰痛伴右下肢痹痛1月余。患者职业为公交车司机，平素常久坐。近1个月自觉腰痛伴右下肢疼痛明显。来诊时除见腰腿疼痛外，仍有腰膝酸软无力，无口干口苦、恶寒发热、咳嗽咳痰、胸闷心痛、腹痛腹胀、异常汗出，纳眠可，小便清长，大便可，舌淡、苔薄白，脉细。专科查体：腰4/5水平椎旁肌及右臀部肌肉压痛明显，右小腿外侧麻木，右侧直腿抬高试验阳性，双下肢肌力、肌张力正常，双下肢生理反射存在、病理反射未引出。MRI提示腰4/5椎间盘轻度右旁中央型突出。

西医诊断：腰椎间盘突出症。

中医诊断：腰腿痛。

证型：肝肾不足证。

治法：补益肝肾，强筋健骨。

方药：三圣汤加减。

组成：杜仲20g，白术20g，山茱萸20g，三七10g，补骨脂20g，木瓜20g，威灵仙15g，地龙20g。7剂。

同时采取棍辅推拿手法：

（1）擦法、搓法先行腰部及右臀部肌肉放松。

（2）右臀部局部痛点以点法强刺激松解（点压、点拉）。

（3）沿右下肢麻木部位予搓法为主、间断点法刺激。

二诊：患者腰腿痛明显缓解，右臀部局部仍有疼痛，右下肢麻木减轻，继续给予棍辅推拿手法治疗，配合前方中药再服7剂后症状消失，嘱患者后期规律行五点抬臀、飞燕等腰背肌功能锻炼。

按语： 棍辅推拿手法是由岭南蔡李佛伤科流派大师——徐广坚师傅创立，后经广州中医药大学第一附属医院梁德及江晓兵教授团队结合中医传统思维对其进行了系统性理论分析与临床观察研究，继承和发展为理论体系完善、操作规范、可复制性强的手法流程。吴教授团队早年引进这一中医特色治疗技术，在科室开展后深受好评。

棍辅推拿手法强调"筋骨并重、以棍代手"，通过手法触诊、手摸心会找到肌肉筋膜粘连之处，然后通过手法棍直达病所进行松解。对于中医传统所说"筋出槽、骨错缝"的治疗，该手法理论强调遵循中医伤科"动静结合、筋骨并重"的原则，筋骨并调，运用棍辅手法松解已经粘连的肌肉、激活肌肉弹性，再配合针对性的肌肉功能锻炼，恢复"筋"的功能，进而实行"骨"的复位，以达到筋骨和合、骨正筋柔的目的。该手法适应证较广，主要分为两类。中轴性"筋骨失衡"：颈椎病、腰椎间盘突出症、落枕、腰背筋膜炎、棘上韧带炎、第三腰椎横突综合征、脊柱侧弯、急性腰扭伤、产后腰痛、腰椎术后局部瘢痕粘连疼痛等。周围性"筋骨失衡"：肩周炎、网球肘、腱鞘炎、腕管综合征、退行性膝关节炎、跟痛症等。该手法主要分为三大法：擀法、搓法、点法。擀法为舒筋大法，适用于大范围松解放松，主要为擀拉和擀旋两小法。搓法为力度稍微渗透手法，能促进浅表肌肉粘连的改善、筋膜肌肉激活，主要为搓拉和搓旋两小法。点法刺激性较强，能实现骨错缝复位，对深部病患进行点切治疗，主要包括点拉、点旋和点压法。

著名的三圣汤出自陈士铎的《辨证录》，为吴教授治疗肝肾不足型腰腿疼痛常规方剂。方中杜仲，味辛性温，善补益肝肾，强筋壮骨，重用为君药。现代研究发现，杜仲能延缓肌骨老化，减慢血管硬化，提高免疫能力及骨密度。白术，味苦性温，善长健脾利湿、理气宽腰，为臣药，利水消肿效果显著。山茱萸，味酸而性微温，善补益肝肾，强腰暖膝，为佐药，对提高免疫、抗炎有一定的作用。威灵仙、木瓜活络通经、利水消肿，可除下肢之痹痛。诸药合用，共奏温肾强骨、祛寒利湿、通经止痛之功效。

本例中药结合棍辅推拿手法，内外皆施、标本兼治，又佐以功能锻炼，符合现代中医骨伤科学"动静结合、筋骨并重、内外兼治、医患合作"的治疗理念。

医案13 经方治疗颈椎病案

朱某，女，54岁。主诉：颈痛伴左肩部疼、左上肢麻木1月余。患者自诉1个多月前无明显诱因出现左颈肩部疼痛，伴左上肢麻木，上举稍困难，开始未予重视，症状反复，自行贴敷膏药后症状未缓解，吹风受寒后疼痛加重，无肌力减退。现为求进一步治疗，遂来门诊就诊。初诊时面色㿠白，精神一般，自诉平素怕冷，无发热、口干口苦、恶心呕吐等其他不适，胃纳可，二便正常。查体：左侧颈肩部压痛明显，左肩关节活动稍受限，左上肢感觉麻木，肌力、肌张力正常，生理反射存在，病理反射未引出。舌质淡，苔薄白，脉细。

西医诊断：颈椎病。

中医诊断：痹证。

证型：气血亏虚证。

治法：益气养血通痹。

方药：黄芪桂枝五物汤加减。

组成：黄芪30g，桂枝10g，白芍10g，生姜10g，黑枣10g，秦艽10g，威灵仙15g，川芎10g。

另予颈肩部推拿按摩治疗3次，并嘱患者平时自行颈肩部功能锻炼、避免长时间低头等。

1周后复诊时症状明显改善，面色较前红润，仍有左上肢麻木，故于上方基础上加用地龙15g、全蝎5g活血通络止麻木，加桑枝10g疏风通络引药上行。2周后复诊疼痛症状完全缓解。

按语：五旬妇人，气血渐亏，外感风寒湿邪而发为痹证，故治疗选用《金匮要略》经典方黄芪桂枝五物汤加减。书中曰："血痹阴阳俱微，寸口关上微，尺中小紧，外证身体不仁，如风痹状，黄芪桂枝五物汤主之。"《金匮要略论注》载："此由全体风湿血相搏，痹其阳气，使之不仁。故以桂枝壮气行阳，芍药和阴，姜、枣以和上焦荣卫，协力驱风，则病原拔，而所入微邪亦为强弩之末矣。此即桂枝汤去草加芪也，立法之意，重在引阳，故嫌甘草之缓小。若黄芪之强有力耳。"此方临床多用于气血亏虚之痹证，如颈椎病、肩周炎、腕管综合征、末梢神经炎等。对于气虚突出者，可加党参、当归、白术，重用黄芪；瘀血重者，加红花、丹参、没药等；上肢麻木加桑枝，下肢麻木加牛膝；肢端发凉，苍白麻木加附子；肢体麻木有蚁行感加僵蚕等。

第二节　骨关节疾病

医案1　膝关节骨性关节炎案

孙某，女，65岁。主诉：双侧膝部疼痛，活动受限2周余。病史：患者于2周多前无明显诱因出现双侧膝部疼痛，活动受限，以左膝关节症状明显，当时无头晕头痛，无恶心呕吐，其他无明显不适，今至门诊就诊。症见：神识清，精神良好，双膝关节疼痛，活动功能受限，以左膝关节症状明显，无发热恶寒、盗汗自汗、口干口苦、头晕头痛、恶心呕吐、胸闷胸痛、腹痛腹泻，纳眠佳，二便调。体格检查及实验室检查：膝关节无明显肿胀，无明显畸形，局部未见瘀斑，无张力性水疱，局部轻压痛，纵轴叩击痛（-），双膝关节活动受限，髌骨活动度减少，髌骨摩擦音（+），浮髌试验（-），侧方应力试验（-），抽屉试验（-），轴移试验（-），旋转试验（-），负重下旋转挤压试验（-），关节交锁征（-），双下肢肌力存在，足背动脉搏动正常，远端趾动血运正常，肢体感觉正常。舌淡，苔薄白，脉弦弱。

西医诊断：双膝关节骨性关节炎。

中医诊断：膝痹。

证型：肝肾不足证。

治法：补益肝肾，强壮筋骨。

方药：独活寄生汤加减。

处方：独活15g，桑寄生15g，秦艽10g，防风15g，川芎15g，当归15g，细辛15g，肉桂5g，茯苓15g，杜仲15g，牛膝15g，党参25g，甘草5g。5剂。

二诊：神识清，精神良好，自诉双膝关节疼痛较前减轻，活动功能受限稍有好转，纳眠佳，二便调。舌淡红，苔薄白，脉弦弱。处方：独活20g，桑寄生15g，秦艽10g，防风15g，川芎15g，当归10g，细辛15g，肉桂5g，淫羊藿15g，茯苓15g，杜仲15g，牛膝15g，党参20g，甘草5g。7剂。

按语：膝关节骨性关节炎指由多种因素引起的关节软骨纤维化、皲裂、溃疡、脱失，进而导致以关节疼痛为主要症状的退行性疾病。常累及骨质、滑膜、关节囊及关节其他结构。原发性骨关节炎病因尚不明确，没有明确的全身或局部诱因，其发生与遗传和体质因素有一定关系。继发性骨关节炎可发生于青壮年，继发于创伤、炎症、关节不稳定、积累性劳损或先天性疾病等。本病可归于中医学之膝痹。膝痹主要由风、寒、湿、热之邪乘虚侵袭人体，引起气血运行不畅，经络阻滞；或病久痰浊瘀血，阻于经隧，深入关节筋脉。一般多以正气虚衰为内因；风寒湿热之邪为外因。痹证起病一般不明显。疼痛呈游走性或痛有定处，有的为刺痛，或麻木，或肿胀。但部分患者起病有发热、口渴、咽红痛、全身不适等症，继之出现关节症状。

方中重用独活为君，辛苦微温，善治伏风，除久痹，且性善下行，以祛下焦与筋骨间风寒湿邪。臣以细辛、防风、秦艽、肉桂，细辛入少阴肾经，长于搜剔阴经之风寒湿邪，又除经络留湿；秦艽祛风湿，舒筋络而利关节；肉桂温经散寒，通利血脉；防风祛一身之风而胜湿，君臣相伍，共祛风寒湿邪。佐以桑寄生、杜仲、牛膝以补益肝肾而强壮筋骨，且桑寄生兼可祛风湿，牛膝能活血以通利肢节筋脉；当归、川芎养血和血，茯苓、党参、甘草健脾益气。以上诸药合用，具有补肝肾、益气血之功。

医案 2　膝部术口不愈合案

林某，男，32 岁。主诉：左膝部术口渗血渗液 20 余天。病史：患者于 20 余天前因"左胫骨平台粉碎性骨折术后"于我院行左胫骨平台粉碎性骨折术后内固定拆除术，术后规律换药治疗。术后患者左膝部术口少许渗血渗液，曾行分泌物培养提示无菌生长。术后第 16 天，左膝部术口无明显渗血渗液，予办理出院。出院后患者左膝部仍偶有渗血渗液，今至门诊就诊。症见：神识清，精神良好，左膝部无疼痛，活动功能可，左膝部内侧术口可见一个 0.2cm 窦口，局部渗血渗液，稍有发热，无恶寒、盗汗自汗、口干口苦、头晕头痛、恶心呕吐、胸闷胸痛、腹痛腹泻，纳眠佳，二便调。体格检查及实验室检查：左膝部内侧稍肿胀，无畸形，左膝部内侧术口可见一个长约 0.2cm 窦口，局部渗血渗液，周围无红肿，左膝关节活动可，足背动脉搏动正常，远端趾动血运正常，肢体感觉正常。舌淡暗，苔薄白，脉弦。

西医诊断：左膝部术口不愈合。

中医诊断：左膝部筋伤。

证型：气滞血瘀证。

治法：活血祛瘀。

方药：桃红四物汤加减。

处方：田七15g，桃仁15g，生地黄10g，红花5g，泽兰10g，当归10g，赤芍10g，甘草5g。5剂。

二诊：神识清，精神良好，左膝部无疼痛，活动功能可，左膝部内侧术口愈合尚可，渗血渗液减少，局部无发热，无恶寒、盗汗自汗、口干口苦、头晕头痛、恶心呕吐、胸闷胸痛、腹痛腹泻，纳眠佳，二便调。处方：田七15g，桃仁10g，延胡索10g，川芎10g，生地黄10g，红花5g，泽兰10g，当归10g，赤芍10g，甘草5g。5剂。

按语： 膝部术口不愈合，表现为局部渗血渗液等。与患者自身健康状况、局部情况及手术操作有关，其高危因素包括：类风湿关节炎、贫血、糖尿病、肥胖、长期服用激素、吸烟饮酒等，术前应充分评估并预防。此外，手术或止血带使用时间过长、切口周围软组织损伤过重、手术器械牵拉过度等，都将增加切口愈合不良的发生率。

方中田七、桃仁为伤科要药，功善活血化瘀，消肿止痛；红花、泽兰为臣，助君活血化瘀；生地黄、当归、赤芍为佐，凉血活血兼养血扶正；甘草为使，调和诸药，顾护胃气。全方共奏活血化瘀，消肿止痛之功。

医案3　肩袖损伤案

王某，女，62岁。主诉：右肩部疼痛、活动受限半年。病史：患者于半年前无明显诱因出现右肩部疼痛，伴活动受限，今至门诊就诊。症见：神识清，精神良好，右肩部疼痛，活动功能受限，无发热恶寒、盗汗自汗、口干口苦、头晕头痛、恶心呕吐、胸闷胸痛、腹痛腹泻，纳眠佳，二便调。体格检查及实验室检查：右肩部稍肿胀，无明显畸形，局部未见瘀斑，无张力性水疱，可及局部压痛，纵轴叩击痛（－），患肢活动受限，未及明显骨摩擦感和反常活动，冈上肌试验（＋），外旋减弱征（－），外旋抗阻试验（－），抬离试验（＋），压腹试验（＋），患肢干力存在，桡动脉搏动正常，远端指动血运正常，肢体感觉正常。舌淡暗，苔薄白，脉弦。MRI检查报告示：①右肩关节冈上肌腱撕裂。②右喙肱肌滑囊积液。③右侧肩锁关节退变。

西医诊断：右肩袖损伤。

中医诊断：右肩部筋伤。

证型：气滞血瘀证。

治法：活血祛瘀。

方药：桃红四物汤加减。

处方：田七15g，桃仁15g，生地黄10g，红花5g，泽兰10g，当归10g，赤芍10g，甘草5g。7剂。

二诊：神识清，精神良好，诉右肩部疼痛减轻，活动功能受限改善，无发热恶寒、盗汗自汗、口干口苦、头晕头痛、恶心呕吐、胸闷胸痛、腹痛腹泻，纳眠佳，二便调。舌淡暗，苔薄白，脉弦。处方：田七15g，桃仁10g，生地黄15g，红花5g，泽兰10g，当归15g，赤芍15g，甘草5g。7剂。

按语：肩袖是肩关节周围的一组肌腱（由肩胛下肌、岗上肌、岗下肌及小圆肌组成），形似"袖口"，包裹肩关节的前方、上方及后方。当上述肌腱、组织发生损伤或病变时，则称为肩袖损伤。损伤较轻的患者起初疼痛不明显，随着时间推移逐渐加重，疼痛可逐渐剧烈；严重肩袖损伤的患者在受伤后即出现剧烈疼痛。部分损伤的患者以保守治疗为主，完全损伤的患者应采取手术治疗。其中，手术治疗包括开放手术、小切口修补及关节镜下修补，保守治疗主要包括药物治疗、理疗、外展架、石膏固定治疗。

医案4　肩袖损伤案

张某，女，58岁。主诉：撞伤致右肩部疼痛、活动受限2个月。病史：患者于2个月前因撞伤致右肩部疼痛，伴活动受限，当时无头晕头痛，无恶心呕吐等其他不适。曾到本院门诊就诊，诊断为右肩关节脱位并予手法复位及对症处理，症状反复。现为进一步治疗，至门诊就诊。症见：神识清，精神良好，右肩部疼痛，活动功能受限，无发热恶寒、盗汗自汗、口干口苦、头晕头痛、恶心呕吐、胸闷胸痛、腹痛腹泻，纳眠佳，二便调。体格检查及实验室检查：右肩部稍肿胀，无明显畸形，局部未见瘀斑，无张力性水疱，可及局部压痛，纵轴叩击痛（－），患肢活动受限，未及明显骨摩擦感和反常活动，冈上肌试验（＋），外旋减弱征（－），外旋抗阻试验（－），抬离试验（＋），压腹试验（＋），患肢干力消失，桡动脉搏动正常，远端指动血运正常，肢体感觉正常。舌淡红，苔白，脉细。本院MRI检查报告示：①右肩关节冈上肌腱撕裂、短缩；考虑肱二头肌长头腱部分撕裂。②右肩关节囊大范围水肿。

西医诊断：右肩袖损伤。

中医诊断：筋伤。

证型：肝肾不足证。

治法：补益肝汤，强壮筋骨。

方药：独活寄生汤加减。

处方：独活20g，桑寄生15g，秦艽10g，防风15g，川芎15g，当归10g，细辛15g，肉桂5g，茯苓15g，杜仲15g，牛膝15g，党参20g，甘草5g。7剂。

二诊：神识清，精神良好，右肩部疼痛减轻，活动功能受限改善，无发热恶寒、盗汗自汗、口干口苦、头晕头痛、恶心呕吐、胸闷胸痛、腹痛腹泻，纳眠佳，二便调。处方：独活25g，桑寄生20g，秦艽10g，防风15g，川芎15g，当归10g，细辛15g，肉桂10g，茯苓15g，杜仲20g，牛膝20g，党参15g，甘草5g。7剂。

按语：筋伤，又称伤筋，是中医骨伤科常见的疾病，相当于西医学的急慢性软组织损伤类疾病。西医治疗筋伤主要以控制症状、协调平衡为主，而中医治疗主要以恢复筋骨的平衡与功能为主。中医治疗该病的手段多种多样，如手法、针刺、内服中药、导引、功能锻炼等。

方中重用独活为君，辛苦微温，善治伏风，除久痹，且性善下行，以祛下焦与筋骨间风寒湿邪。臣以细辛、防风、秦艽、肉桂，细辛入少阴肾经，长于搜剔阴经之风寒湿邪，又除经络留湿；秦艽祛风湿，舒筋络而利关节；肉桂温经散寒，通利血脉；防风祛一身之风而胜湿，君臣相伍，共祛风寒湿邪。佐以桑寄生、杜仲、牛膝以补益肝肾而强壮筋骨，且桑寄生兼可祛风湿，牛膝能活血以通利肢节筋脉；当归、川芎养血和血，茯苓、党参、甘草健脾益气。以上诸药合用，具有补肝肾、益气血之功。

医案5 肩周炎案

谷某，女，60岁。主诉：左肩关节疼痛，活动受限2年余。病史：患者于2年多前无明显诱因出现左肩关节疼痛，伴活动受限。曾到当地医院就诊，诊断为左冻结肩，予对症处理（具体不详），后症状反复，疼痛呈进行性加重。今至本院门诊求诊。症见：神识清，精神良好，左肩关节疼痛，活动功能受限，无发热恶寒、盗汗自汗、口干口苦、头晕头痛、恶心呕吐、胸闷胸痛、腹痛腹泻，纳眠佳，二便调。体格检查及实验室检查：左肩关节稍肿胀，无张力性水疱，局部压痛，纵轴叩击痛（－），左肩各方向活动受限，未及骨摩擦感和反常活动，冈上肌试验（＋），外旋减弱征（＋），桡动脉搏动正常，远端指动血运正常，肢体感觉正常。舌淡，苔薄白，脉弦弱。

西医诊断：左肩周炎。

中医诊断：痹证。

证型：肝肾不足证。

治法：补益肝肾，强壮筋骨。

方药：独活寄生汤加减。

处方：独活20g，桑寄生15g，秦艽10g，防风15g，川芎15g，当归10g，细辛15g，肉桂5g，茯苓15g，杜仲15g，牛膝15g，党参20g，甘草5g。7剂。

二诊：神识清，精神良好，左肩关节疼痛稍缓解，活动功能受限，无发热恶寒、盗汗自汗、口干口苦、头晕头痛、恶心呕吐、胸闷胸痛、腹痛腹泻，纳眠佳，二便调。舌淡，苔薄白，脉弦弱。处方：独活30g，桑寄生20g，淫羊藿20g，秦艽10g，防风15g，川芎15g，当归10g，细辛15g，肉桂5g，茯苓15g，杜仲20g，牛膝15g，党参20g，甘草5g。7剂。

按语：肩周炎又称为"粘连性关节囊炎"。肩部疼痛、活动受限是本病常见的症状，好发于长期伏案工作者、脑力劳动者，常见发病年龄在40～60岁，50岁左右的中老年人最常见，因此又被称为"五十肩"。目前病因不明确。部分原因可能是肩部缺乏运动，肩关节局部代谢有障碍，引起肩关节周围软组织病变，在关节周围腔隙中形成瘢痕组织，关节囊逐步出现挛缩，限制关节活动，致使肩部像冻肉一样"冻结"，运动范围严重受限。

方中重用独活为君，辛苦微温，善治伏风，除久痹，且性善下行，以祛下焦与筋骨间风寒湿邪。臣以细辛、防风、秦艽、肉桂，细辛入少阴肾经，长于搜剔阴经之风寒湿邪，又除经络留湿；秦艽祛风湿，舒筋络而利关节；肉桂温经散寒，通利血脉；防风祛一身之风而胜湿，君臣相伍，共祛风寒湿邪。佐以桑寄生、杜仲、牛膝以补益肝肾而强壮筋骨，且桑寄生兼可祛风湿，牛膝能活血以通利肢节筋脉；当归、川芎养血和血，茯苓、党参、甘草健脾益气。以上诸药合用，具有补肝肾、益气血之功。

医案6 痛风性关节炎案

秦某，男，67岁。主诉：全身多关节疼痛10余年，伴双下肢乏力1周。病史：患者10余年前无明显诱因出现全身多关节疼痛，曾在外院就诊，自行服药（具体不详）。近1周来双下肢乏力，行走后加重，休息时缓解，无踩棉花感，今至门诊就诊。症见：神识清，精神良好，全身多关节疼痛，活动受限，伴双下肢乏力，双足无踩棉花感，纳眠可，二便调。体格检查及实验室检查：全身见多关节大小不等痛风结晶石，局部有压痛，触摸肤温较高，局部无皮肤溃疡、皮损，关节活动受限。脊柱无畸形，生理曲度存在。双侧下肢肌肉正常，双侧下肢肌力正常。舌红，苔黄腻，脉滑数。

西医诊断：痛风性关节炎。

中医诊断：痹证。

证型：湿热内蕴证。

治法：清热祛湿，通痹止痛。

方药：清热利湿胶囊。

处方：黄柏15g，苍术10g，川牛膝10g，木瓜15g，薏苡仁15g，茯苓10g，千斤拔15g，两面针10g，忍冬藤30g。5剂。

复诊记录：症见神识清，精神良好，全身多关节疼痛稍减轻，活动受限，伴双下肢乏力稍缓解，双足无踩棉花感，纳眠可，二便调。处方：黄柏15g，苍术10g，川牛膝10g，木瓜15g，薏苡仁15g，当归10g，生地黄10g，茯苓10g，千斤拔15g，两面针10g，忍冬藤30g。5剂。

按语： 痛风是由尿酸钠晶体沉积在关节和非关节结构处引起的一种常见疾病。嘌呤代谢的异常会引起血液中尿酸升高，尿酸的异常升高易引起全身的病理反应，影响多器官的生理功能。在局部理化条件变化或局部出现轻微损伤的情况下，尿酸盐从血液中析出，沉积在关节间隙内或关节周围组织中，导致了痛风发作的最典型病证——痛风性关节炎的发生。

方中黄柏、木瓜、苍术、薏苡仁、两面针清热利湿，川牛膝、茯苓滋阴养血，忍冬藤舒畅气机，千斤拔通络止痛，诸药合用，共奏清热利湿、通络止痛之功。

医案7 痛风性关节炎案

梁某，男，40岁。主诉：多关节疼痛5天。病史：患者于5天前在受凉发热后出现多关节疼痛，以右肩部、左肘部、左腕部、双踝疼痛为主，伴活动轻度受限，局部无红肿，无溃破，局部肤温无明显升高，当时无头晕头痛，无恶心呕吐，今至门诊就诊。症见：神识清，精神良好，右肩、左肘、左腕及双踝关节疼痛，无红肿，无溃破，无局部肤温升高，偶有咳嗽，无咳痰，有胸闷心慌，四肢散在红疹，无发热恶寒、盗汗自汗、口干口苦、头晕头痛、恶心呕吐、腹痛腹泻，纳眠佳，二便调。体格检查及实验室检查：多关节疼痛，以右肩部、左肘部、左腕部、双踝疼痛为主，无明显畸形，无红肿，无破溃，局部肤温无升高，四肢活动度可，足背动脉搏动正常，远端趾动血运正常，肢体感觉正常。肢体生理性反射存在，病理性反射未引出。舌质红，苔黄腻，脉弦。实验室检查：尿酸 357μmol/L，C反应蛋白 159.5mg/L。

西医诊断：痛风性关节炎。

中医诊断：湿痹。

证型：湿热内蕴证。

治法：祛湿通痹止痛。

方药：清热利湿胶囊。

处方：黄柏15g，苍术15g，薏苡仁30g，牛膝15g，忍冬藤30g，牡丹皮15g，秦艽10g，土茯苓30g，防己10g，车前草20g，赤芍15g，陈皮20g，大血藤30g，三七10g。7剂。

二诊：神识清，精神良好，右肩、左肘、左腕及双踝关节疼痛稍缓解，无红肿，无溃破，无局部肤温升高，偶有咳嗽，无咳痰，有胸闷心慌，四肢散在红疹，无发热恶寒、盗汗自汗、口干口苦、头晕头痛、恶心呕吐、腹痛腹泻，纳眠佳，二便调。处方：黄柏20g，苍术15g，薏苡仁30g，牛膝20g，忍冬藤25g，牡丹皮15g，秦艽10g，土茯苓30g，防己10g，车前草20g，赤芍15g，陈皮15g，大血藤30g，三七10g。7剂。

按语：元·朱丹溪首次在《格致余论》"痛风"中指出"痛风者，大率因血受热，已自沸腾，其后或涉冷水，或立湿地，或扇取凉，或卧当风，寒凉外搏，热血得寒，污浊凝涩所以作痛，夜则痛甚，行于阴也"，认为痛风产生的病因有痰、风热、风湿和血虚。汉·张仲景《金匮要略》中记载，"病历节不可屈伸疼痛"皆由"风湿""风血相搏"所致。唐·王焘《外台秘要》记载："大都是风寒暑湿之毒，因虚所致，将摄失理……昼静而夜发，发即彻髓酸疼。"清·林珮琴《类证治裁》中记载："痛风，痛痹之一症也……初因寒湿风郁痹阴分，久则化热攻痛，至夜更剧。"中医学认为痛风属"痹证"范畴，归其病因多为过食膏粱厚味，致脾失运化，肾失分泌清浊之功，湿热浊毒内生；或为禀赋不足，外感风、寒、湿之邪，日久郁而化热，凝滞为痰，阻滞经络。其病机为湿热痰浊痹阻经络，气血不畅，不通则痛，若流注关节，筋骨失养，则可见关节僵肿畸形。

方中黄柏、薏苡仁治以清热祛湿、通络止痛，为君药。苍术长于清热祛湿，牛膝有活血兼能引血下行之能，助君药以清热祛湿、通络止痛，共为臣药。佐以大血藤、忍冬藤、秦艽、土茯苓、陈皮、防己、车前草、赤芍、牡丹皮，共奏清热祛湿、通络止痛兼活血化瘀之功。

医案8 痛风性关节炎案

甘某，男，37岁。主诉：左踝、左足红肿热痛、活动受限加重1月余。病史：患者既往有痛风病史10余年，于1个多月前无明显诱因出现左踝、左足红肿热痛、活动受限加重，曾到当地医院就诊，予对症处理（具体不详），后症状反复，疼痛呈进行性加重。今至本院门诊求诊。症见：神识清，精神良好，左踝、左足红肿热痛，活动功能受限，无发热恶寒、盗汗自汗、口干口苦、头晕头痛、恶心呕吐、胸闷胸痛、腹痛腹泻，纳眠佳，二便调。体格检查及实验室检查：左踝、左足肿胀明显，疼痛明显，局部肤温升高，肤色变红，局部见痛风石增生隆起，局部未见瘀斑，无张力性水疱，局部压痛明显，纵轴叩击痛（-），左踝、左足活动受限，未及骨摩擦感和反常活动，足背动脉搏动正常，远端趾动血运正常，肢体感觉可。舌质红，苔黄腻，脉弦。

西医诊断：痛风性关节炎。

中医诊断：痹证。

证型：湿热内蕴证。

治法：清热祛湿，通络止痛，活血化瘀。

处方：黄柏20g，薏苡仁20g，苍术15g，牛膝10g，木瓜10g，忍冬藤10g，猪笼草10g，泽兰5g。7剂。

二诊：神识清，精神良好，左踝、左足疼痛稍减轻，局部肤温稍有降低，活动功能受限改善，无发热恶寒、盗汗自汗、口干口苦、头晕头痛、恶心呕吐、胸闷胸痛、腹痛腹泻，纳眠佳，二便调。处方：黄柏25g，薏苡仁25g，苍术20g，牛膝15g，木瓜10g，忍冬藤10g，猪笼草10g，泽兰5g。7剂。

按语： 痛风性关节炎是嘌呤代谢障碍所导致的一组异质性疾病。由于血液中的尿酸浓度过高，导致单钠尿酸盐结晶析出，继而沉积在关节及关节周围软组织后引发炎症反应。好发人群：①长期高嘌呤饮食者，如过多进食海鲜、动物内脏等。②高尿酸血症患者和有痛风家族史的人群。③体型肥胖、高血压、糖代谢异常的人群。

方中重用黄柏、薏苡仁以清热祛湿、通络止痛，为君药。苍术长于清热祛湿，牛膝有活血兼能引血下行之能，助君以清热祛湿，通络止痛，共为臣药。佐以木瓜、猪笼草、忍冬藤、泽兰，共奏清热祛湿、通络止痛兼活血化瘀之功。

医案9　痛风性关节炎案

陈某，男，40岁，2024年1月11日初诊。主诉：反复多关节红肿疼痛6个月。现病史：患者于6个月前因多食海鲜、饮酒致多关节疼痛，无活动受限，局部红肿，肤温稍高，无溃破，无外伤史，无肢体乏力，无头晕头痛，无恶心呕吐。未予治疗，现症状加重，遂至我院门诊就诊。症见：神识清，精神良好，左肘、左腕、双膝关节及双踝关节疼痛，无活动受限，局部红肿，肤温稍高，无溃破，无发热恶寒、盗汗自汗、口干口苦、头晕头痛、恶心呕吐、腹痛腹泻，纳眠佳，二便调。体格检查：左肘部、左腕部、双侧膝关节、双踝压痛明显，无关节活动受限，局部红肿，肤温稍高，无溃破，肢体感觉正常。四肢肌力、肌张力可。舌质红，苔黄腻，脉弦。辅助检查：尿酸580μmol/L，风湿2项未见异常。

西医诊断：痛风性关节炎。

中医诊断：热痹。

证型：湿热内蕴证。

治法：清热通络，散寒祛湿，止痛，兼以活血化瘀。

方药：四妙散加减。

组成：黄柏15g，苍术15g，薏苡仁30g，牛膝15g，忍冬藤30g，牡丹皮15g，秦艽10g，土茯苓30g，防己10g，车前草20g，赤芍15g，大血藤30g，三七10g。

水煎服，共6剂，1日1剂。

二诊（2024年1月17日）：患者左肘部、左腕部、双侧膝关节、双踝压痛减轻，肤温降低、肿胀减轻，上方续服6剂。

三诊（2024年1月23日）：患者左肘部、左腕部、双侧膝关节、双踝无疼痛不适，肤温不高，少许肿胀，患者病情较前好转，治疗上予维持原方，以巩固疗效。

按语：痹证是由于风、寒、湿等邪气闭阻经络，影响气血运行，导致肢体筋骨、关节、肌肉等处发生疼痛重着、酸楚、麻木，或关节屈伸不利、僵硬肿大、变形等症状的一种疾病。轻者病在四肢关节肌肉，重者可内舍于脏。中医文献中有关痹证的论述相当丰富。《黄帝内经》不仅提出了痹之病名，而且对其病因病机、证候分类以及转归、预后等均做了较详细的论述。如《素问·痹论》指出："风、寒、湿三气杂至，合而为痹也。其风气胜者为行痹，寒气胜者为痛痹，湿气胜者为著痹也。"《素问·四时刺逆从论》云："厥阴有余病阴痹，不足病生热痹。"因感邪季节、患病部位及临床症状的不同，《黄帝内经》又有五痹之分。《素问·痹论》曰："以冬遇此者为骨痹，以春遇此者为筋痹，以夏遇此者为脉痹，以至阴遇此者为肌痹，以秋遇此者为皮痹。"《素问·痹论》还以整体观阐述了痹与五脏的关系："五脏皆有合，病久而不去者，内舍于其合也。故骨痹不已，复感于邪，内舍于肾。筋痹不已，复感于邪，内舍于肝。脉痹不已，复感于邪，内舍于心。肌痹不已，复感于邪，内舍于脾。皮痹不已，复感于邪，内舍于肺。"并在预后方面指出："其入脏者死，其留连筋骨者疼久，其留皮肤间者易已。"三痹各有所胜，用药用胜者为主，兼者佐之。如行痹以散风为主，兼祛寒利湿，参以补血，宜防风汤。痛痹以温寒为主，兼疏风渗湿，参以益火，宜加减五积散。痹证的临床表现多与西医学的结缔组织病、骨与关节等疾病相关，常见疾病如急性风湿热、类风湿关节炎、反应性关节炎、肌纤维炎、强直性脊柱炎、痛风等。痛风性关节炎是由于尿酸盐沉积在关节囊、滑囊、软骨和其他组织中而引起的病损及炎性反应。其好发于男性，通过调整饮食可防止痛风复发。其表现有关节红、肿、热和压痛，全身无力、发热、头痛等。其发作时肤温升高、疼痛明显，符合中医痹证中热痹的范畴，治疗上予清热通经、止痛祛湿为主，予四妙散合忍冬藤、牡丹皮、秦艽、土茯苓、防己、车前草、赤芍、大血藤、三七清热祛湿，通经止痛等处理。

医案10　类风湿关节炎案

熊某，男，41岁。主诉：全身多关节疼痛4年，加重10天。病史：患者4年前无明显诱因出现全身多关节疼痛，疼痛以近端指间关节、左手肘关节、双膝关节疼痛为主，疼痛呈持续性，伴晨僵，晨僵约1小时。10余天前，患者出现双膝关节疼痛加重，左手肘关节不能伸直，今至门诊就诊。症见：神识清，精神良好，双膝关节肿痛，左手肘关节不能伸直，疼痛呈持续性，伴晨僵，全身多关节畸形，纳眠差，小便正常，大便稍烂。体格检查及实验室检查：全身多关节畸形，双侧近端指间关节肿胀，双膝关节肿胀疼痛，左手肘关节肿胀，屈伸困难。舌淡红，苔厚腻，脉弦。

西医诊断：类风湿关节炎。

中医诊断：痹证（着痹）。

治法：利湿通痹止痛。

方药：薏苡仁汤。

处方：薏苡仁20g，羌活15g，独活15g，防风15g，制川乌5g，川芎15g，当归15g，麻黄10g，桂枝15g，苍术15g，生姜5g，甘草5g。5剂。

二诊：神识清，精神良好，双膝关节肿痛稍缓解，左手肘关节不能伸直，疼痛呈持续性，伴晨僵，全身多关节畸形，纳眠一般，二便调。处方：薏苡仁20g，羌活10g，独活10g，防风10g，制川乌5g，川芎15g，当归15g，麻黄10g，熟地黄10g，桂枝15g，苍术15g，生姜5g，甘草5g。5剂。

按语：类风湿关节炎（Rheumatoid Arthritis，RA）又称类风湿，是一种慢性、进展性的自身免疫性疾病，由免疫系统错误攻击自身组织，尤其是关节滑膜和软骨等而导致。RA在临床上通常表现为双侧对称性关节炎症、肿胀和疼痛，可能造成潜在的永久性关节损害，也可能导致全身症状，如疲劳、发热和体重减轻等；并可能波及关节外的其他部位，例如心血管系统、肺部及眼睛等。早期诊断和综合治疗可以有效减缓疾病进展，减少关节损害；在关节严重损伤的情况下，外科手术可能有助于恢复行动或控制疼痛，以改善患者的生活质量。

方中薏苡仁、苍术益气健脾除湿，羌活、独活、防风祛风胜湿；麻黄、制川乌、桂枝温经散寒，祛湿止痛；当归、川芎养血活血通脉；生姜、甘草健脾和中，诸药合用，共奏除湿通络、祛风散寒之功。

医案11 膝关节韧带、半月板损伤案

王某，男，32岁。主诉：扭伤致左膝关节疼痛、活动受限2月余。病史：患者于2个多月前因扭伤致左膝关节疼痛，伴活动受限，当时无头晕头痛，无恶心呕吐，伤后无特殊处理，今至门诊就诊。症见：神识清，精神良好，左膝关节疼痛，活动功能受限，无发热恶寒、盗汗自汗、口干口苦、头晕头痛、恶心呕吐、胸闷胸痛、腹痛腹泻，纳眠佳，二便调。体格检查及实验室检查：左膝关节稍肿胀，局部未见瘀斑，无张力性水疱，局部压痛明显，纵轴叩击痛（－），患肢活动受限，未及骨摩擦感和反常活动，浮髌试验（－），侧方应力试验（－），前抽屉试验（＋），后抽屉试验（－），轴移试验（＋），旋转试验（－），负重下旋转挤压试验（＋），关节交锁征（－），患肢干力消失，足背动脉搏动正常，远端趾动血运正常，肢体感觉正常。舌淡暗，苔薄白，脉弦。MRI检查报告示：①左侧胫骨外侧髁、胫骨平台及髌骨骨髓水肿，可符合骨挫伤；②考虑左膝前交叉韧带部分撕裂；③考虑左膝外侧半月板前、后角损伤（Ⅲ度），内侧半月板后角退变（Ⅰ度）；④左膝关节少量积液。

西医诊断：左膝关节前交叉韧带损伤、左膝关节半月板损伤。

中医诊断：筋伤。

证型：气滞血瘀证。

治法：活血化瘀，行气止痛。

方药：桃红四物汤加减。

处方：田七20g，桃仁15g，延胡索10g，川芎10g，生地黄10g，红花5g，泽兰10g，当归10g，赤芍10g，甘草5g。5剂。

二诊：神识清，精神良好，左膝关节疼痛稍缓解，活动受限稍改善，无发热恶寒、盗汗自汗、口干口苦、头晕头痛、恶心呕吐、腹痛腹泻，纳眠佳，二便调。舌暗红，苔薄白，脉弦。处方：田七20g，桃仁15g，延胡索15g，川芎10g，生地黄10g，红花5g，泽兰15g，当归15g，赤芍10g，甘草5g。5剂。

按语：膝关节前交叉韧带损伤最常见的受伤机制包括落地伤和外翻损伤。典型的前交叉韧带损伤（Anterior Cruciate Ligament，ACL）发生于起落地动作时，膝关节过伸，或者足固定时膝关节做扭转、外翻动作。前交叉韧带损伤通常伴随着以下症状：突然发生的剧痛、肿胀和炎症、膝关节稳定性下降、骨骼碰撞声、膝关节弯曲和伸直受限等。膝关节半月板损伤是一种常见的疾病，但大部分人对它认识不足且重视不够，使得损伤后得不到及时、正确的诊治，从而逐步出现继发性关节软骨损伤，最终导致膝关节退行性骨关节炎的提前发生，出现膝关节活动功能障碍，严重影响其生活和工作。

方中田七、桃仁为伤科要药，功善活血化瘀，消肿止痛，为君药；红花、泽兰、延胡索、川芎为臣，红花、泽兰助君活血化瘀，延胡索、川芎行气活血以助君活血化瘀；生地黄、当归、赤芍为佐，凉血活血兼养血扶正；甘草为使，调和诸药，顾护胃气。全方共奏活血化瘀、消肿止痛之功。

医案12 外伤后感染案

杨某，男，29岁。主诉：右膝外伤后伤口红肿疼痛、伤口渗液约7天。病史：患者约7天前因右膝外伤在外院治疗，具体不详，缓解不明显，为求进一步治疗，今到我院门诊就诊。症见：神识清，精神可，右膝外侧见伤口，红肿疼痛、伤口渗液，无恶寒发热、自汗、盗汗、头晕头痛、胸腹疼痛、咳嗽咳痰、胸闷气促，纳眠可，二便调。体格检查及实验室检查：右膝外侧见伤口，红肿渗液，局部皮肤缺损，远端趾动血运感觉可。舌暗红，苔黄，脉滑数。

西医诊断：右小腿外伤后感染。

中医诊断：痈。

证型：气滞血瘀、邪毒内侵证。

治法：活血化瘀，行气止痛。

方药：桃红四物汤加减。

处方：菊花10g，金银花10g，紫花地丁10g，青天葵15g，蒲公英10g，桃仁10g，红花5g，生地黄15g，赤芍10g，当归10g，川芎10g。5剂。

二诊：神识清，精神可，右小腿见伤口愈合，红肿消退，疼痛减轻，伤口无明显渗液，无恶寒发热、自汗、盗汗、头晕头痛、胸腹疼痛、咳嗽咳痰、胸闷气促，纳眠可，二便调。处方：菊花10g，金银花10g，紫花地丁10g，青天葵15g，蒲公英10g，桃仁10g，红花5g，生地黄15g，赤芍10g，当归10g，川芎10g，连翘10g。5剂。

按语：外伤后感染多为外源性感染。感染特定的危险因素常为开放骨折、严重软组织损伤和术后伤口愈合不良。非特定的危险因素包括既往长期吸烟、糖尿病、长期应用激素、肢体血管性疾病等。

方中以金银花两清气血热毒为主；紫花地丁、青天葵、蒲公英、菊花均有清热解毒之功，配合使用，清解之力尤强，并能凉血散血以消肿痛。生地黄滋阴养血、清热凉血；当归补血活血；赤芍清热凉血、活血祛瘀；川芎行气活血；桃仁、红花活血破瘀止痛。诸药合用，共奏清热解毒、活血祛瘀、散结消肿之功。

医案13 髋关节滑膜炎案

邱某，男，15岁。主诉：右髋部疼痛、活动受限6月余。病史：患者于6个多月前无明显诱因出现右髋部疼痛，伴活动受限。曾到本院就诊，查MRI示右侧髋关节少许积液。予对症处理，症状反复，遂再次至本院门诊求诊。症见：神识清，精神良好，患肢疼痛，活动功能受限，纳眠佳，二便调。体格检查及实验室检查：右髋部无明显肿胀，局部未见瘀斑，无张力性水疱，可及局部压痛，纵轴叩击痛（-），患肢活动受限，未及骨摩擦感和反常活动，患肢肌力存在，足背动脉搏动正常，远端趾动血运正常，肢体感觉正常。舌淡暗，苔薄白，脉弦。MRI示右侧髋关节少许积液。

西医诊断：右髋关节滑膜炎。

中医诊断：痹证。

证型：气滞血瘀证。

治法：活血化瘀，行气止痛。

方药：桃红四物汤加减。

处方：田七20g，桃仁15g，延胡索10g，川芎10g，生地黄10g，红花5g，泽兰10g，当归10g，赤芍10g，甘草5g。5剂。

二诊：神识清，精神良好，患肢疼痛稍缓解，活动功能受限改善，纳眠佳，二便调。处方：田七15g，桃仁10g，延胡索10g，川芎10g，生地黄15g，红花5g，泽兰10g，当归15g，赤芍10g，甘草5g。5剂。

按语：髋关节滑膜炎是一种自限性、单侧性滑膜的炎症，常见于髋关节，是儿童跛行的常见病，其病因尚不清楚。本病又称暂时性滑膜炎、一过性滑膜炎等。以四季散发为特征，好发于3～7岁男童。单侧髋关节或腹股沟疼痛为最常见的临床表现。还会出现髋部肿胀、疼痛，按压关节的缝隙处有明显压痛，运动时疼痛加重，出现行走困难、走路姿势改变、跛行等表现。感染性滑膜炎可出现发热、关节疼痛剧烈、不能活动等表现。

方中田七、桃仁为伤科要药，功善活血化瘀，消肿止痛，为君药；红花、泽兰、延胡索、川芎为臣，红花、泽兰助君活血化瘀，延胡索、川芎行气活血以助君活血化瘀；生地黄、当归、赤芍为佐，凉血活血兼养血扶正；甘草为使，调和诸药，顾护胃气。全方共奏活血化瘀、消肿止痛之功。

医案 14 膝关节半月板损伤、膝关节滑膜炎案

欧某，男，64岁。主诉：扭伤致右膝关节疼痛、活动受限1月余。病史：患者于1个多月前因扭伤致右膝关节疼痛、活动受限，当时无头晕头痛，无恶心呕吐，伤后无特殊处理。曾到本院就诊，予对症处理（具体不详），症状无明显缓解；今至本院门诊求诊。症见：神识清，精神良好，右膝关节疼痛，活动功能受限，无发热恶寒、盗汗自汗、口干口苦、头晕头痛、恶心呕吐、胸闷胸痛、腹痛腹泻，纳眠佳，二便调。体格检查及实验室检查：右膝关节稍肿胀，无明显畸形，局部未见瘀斑，无张力性水疱，局部压痛明显，纵轴叩击痛（－），右膝关节活动受限，未及骨摩擦感和反常活动，髌骨活动度减少，髌骨摩擦音（＋），浮髌试验（－），侧方应力试验（－），抽屉试验（－），轴移试验（－），旋转试验（－），负重下旋转挤压试验（－），关节交锁征（－），右下肢肌力存在，足背动脉搏动正常，远端趾动血运正常，肢体感觉正常。舌淡暗，苔薄白，脉弦。2023年11月23日查腰椎CT示：①腰椎退行性变：L3/4-L5/S1椎间盘膨出。②肝门区致密影，钙化灶或胆管结石。2023年11月26日MRI示：①右膝关节囊积液，考虑滑膜炎；②右膝关节外侧半月板前角撕裂，内侧半月板变性；③右膝关节腘窝囊肿，关节周围软组织水肿；④右侧髌骨软化（早期）。

西医诊断：右膝关节半月板损伤、右膝关节滑膜炎。

中医诊断：筋伤。

证型：气滞血瘀证。

治法：活血化瘀，行气止痛。

方药：桃红四物汤加减。

处方：桃仁15g，红花15g，熟地黄15g，当归15g，赤芍10g，川芎10g。5剂。

二诊：神识清，精神良好，右膝关节疼痛稍缓解，活动功能受限改善，无发热恶寒、盗汗自汗、口干口苦、头晕头痛、恶心呕吐、胸闷胸痛、腹痛腹泻，纳眠佳，二便调。效不更方，守上方。

5剂。

按语：膝关节滑膜炎是一种常见的炎症性疾病。主要症状为关节肿胀感，可以伴有或不伴有膝关节疼痛及活动受限。典型的体征包括关节肿胀、浮髌试验阳性、可有屈伸受限或股四头肌废用性萎缩，磁共振检查可见明显增生的滑膜组织和多于生理状态的关节积液。滑膜炎主要症状为肿胀和疼痛，还可能会伴有发热、皮肤温度升高、关节活动受限等症状。

方中以强劲的破血之品桃仁、红花为主，力主活血化瘀；以甘温之熟地黄、当归滋阴护肝；赤芍养血和营，以增强补血之力；川芎活血行气、调畅气机，以助活血之功。诸药合用，共奏活血化瘀、行气止痛之功。

医案15 肩关节盂唇损伤、肩关节复发性脱位案

黎某，男，42岁。主诉：外伤致左肩关节反复脱位、疼痛、活动受限2年余。病史：患者于2年多以前因外伤致左肩关节脱位、疼痛、活动受限，当时无头晕头痛，无恶心呕吐，伤后无特殊处理。曾到当地医院就诊，予手法复位等对症处理，后出现左肩关节反复脱位，2年间约20次，疼痛呈进行性加重。今为进一步治疗，至门诊就诊。症见：神识清，精神良好，左肩关节疼痛，活动功能受限，无发热恶寒、盗汗自汗、口干口苦、头晕头痛、恶心呕吐、胸闷胸痛、腹痛腹泻，纳眠佳，二便调。体格检查及实验室检查：左肩关节肌肉稍萎缩，无明显畸形，局部未见瘀斑，无张力性水疱，局部轻压痛，纵轴叩击痛（-），左肩关节活动受限，未及骨摩擦感和反常活动，冈上肌试验（-），外旋减弱征（+），外旋抗阻试验（+），抬离试验（+），压腹试验（-），左上肢肌力存在，桡动脉搏动正常，远端指动血运正常，肢体感觉正常。舌淡暗，苔薄白，脉弦细。MRI示：结合病史，考虑左肩关节前下盂唇陈旧性撕裂，并陈旧性Hill-Sachs（希尔–萨克斯）病变。

西医诊断：左肩关节盂唇损伤、左肩关节复发性脱位。

中医诊断：筋伤。

证型：气滞血瘀、肝肾不足证。

治法：补益肝肾，活血化瘀。

方药：创伤三号方。

处方：延胡索20g，丹参15g，川芎10g，木香10g，桃仁10g，生地黄15g，赤芍15g，当归15g，桑寄生15g，杜仲15g，牛膝15g，茯苓15g，党参20g，甘草5g。7剂。

二诊：神识清，精神良好，左肩关节疼痛稍缓解，活动功能受限改善，无发热恶寒、盗汗自汗、口干口苦、头晕头痛、恶心呕吐、胸闷胸痛、腹痛腹泻，纳眠佳，二便调。证型为肝肾不足证。处方：骨碎补15g，黄芪20g，牛膝20g，桑寄生10g，杜仲10g，延胡索15g，淫羊藿10g，玉竹15g，川芎10g，石斛15g，甘草10g。7剂。

按语：肩关节脱位，是指肱骨头脱出关节盂，两者失去正常的对合关系。肩关节是人体活动范围最大的关节，同样也是最不稳定的一个关节，发生脱位的概率占到所有关节脱位的50%。肩关节出现两次及以上的脱位，即称为复发性脱位。在第一次脱位后，维持肩关节稳定性的盂唇和（或）关节囊韧带组织撕脱或者肩胛盂骨折，导致肩关节不稳易引起脱位复发。如反复脱位又可继发肩胛盂骨缺损和肱骨头压缩性骨折，加剧肩关节不稳。患肩活动至一定的角度，通常是外展外旋位（类似于投掷动作），可出现脱位，造成肩关节的复发性脱位。严重的患者可因脱衣服、转身取东西等简单的动作而出现脱位。

方中延胡索活血化瘀，行气止痛；丹参活血消肿，当归补血活血，赤芍清热活血，助延胡索活血化瘀；川芎、木香、桃仁行气活血，生地黄滋阴清虚热，以防行气耗散太过而有伤阴液；桑寄生、杜仲、牛膝以补益肝肾而强壮筋骨；茯苓、党参、甘草健脾益气。诸药合用，共奏活血化瘀、消肿止痛、补益肝肾之功。

医案16　股骨头坏死案

张某，男，63岁。主诉：左髋部疼痛、活动受限6年余，加重5天。病史：患者于15年前因跌倒致左股骨颈骨折（自诉），当地医院行骨折切开复位内固定。6年多以前无明显诱因出现左髋部疼痛,曾到当地医院就诊,予对症处理后症状反复,疼痛呈进行性加重;2年多以前当地医院行内固定拆除,术后患者左髋部时有疼痛,长期服药治疗,具体不详。2周前患者到中山探亲,于5天前无明显诱因突发左髋疼痛加重,不能行走。今至门诊就诊。症见:神识清,精神良好,左髋部疼痛,活动功能受限,双手及双足对称性畸形,活动功能受限,无发热恶寒、盗汗自汗、口干口苦、头晕头痛、恶心呕吐、胸闷胸痛、腹痛腹泻,纳眠佳,二便调。体格检查及实验室检查:双手及双足对称性畸形,活动功能受限,无明显压痛;左髋稍肿胀,无明显畸形,局部未见瘀斑,无张力性水疱,可及局部压痛,纵轴叩击痛(-),患肢活动受限,未及骨摩擦感和反常活动,"4"字试验(+),患肢干力存在,足背动脉搏动正常,远端趾动血运正常,肢体感觉正常。舌淡暗,苔薄白,脉弦。本院MRI检查示左股骨头坏死。

西医诊断:左股骨头坏死。

中医诊断:骨蚀。

证型:气滞血瘀证。

治法:活血化瘀,行气止痛。

方药:桃红四物汤加减。

处方:田七15g,桃仁15g,延胡索10g,川芎10g,生地黄10g,红花5g,泽兰10g,当归10g,赤芍10g,甘草5g。5剂。

二诊:神识清,精神良好,左髋部疼痛稍缓解,活动功能受限改善,双手及双足对称性畸形,活动功能受限,无发热恶寒、盗汗自汗、口干口苦、头晕头痛、恶心呕吐、胸闷胸痛、腹痛腹泻,纳眠佳,二便调。处方:田七15g,桃仁10g,延胡索10g,川芎10g,生地黄15g,红花5g,泽兰10g,当归15g,赤芍10g,甘草5g。5剂。

按语:股骨头坏死又称为股骨头缺血性坏死或股骨头无菌性坏死,指股骨头血供受损或中断,导致骨髓成分及骨细胞死亡及随后的组织修复,继而导致股骨头结构改变及塌陷,引起患者髋关节疼痛及功能障碍的疾病,被称为"不死的癌症"。股骨头坏死早期症状不典型，髋部胀痛、隐痛。病情进展快，数月可发生股骨头塌陷，疼痛加剧，肢体短缩。病程超过2年者，关节活动受限，行走困难，出现跛行。

方中田七、桃仁为伤科要药，功善活血化瘀，消肿止痛，为君药；红花、泽兰、延胡索、川芎为臣，红花、泽兰助君活血化瘀，延胡索、川芎行气活血以助君活血化瘀；生地黄、当归、赤芍为佐，凉血活血兼养血扶正；甘草为使，调和诸药，顾护胃气。全方共奏活血化瘀、消肿止痛之功。

医案17　胫骨平台骨折案

敖某，女，52岁。主诉：车祸伤致右膝部疼痛、活动受限6小时。病史：患者于6小时前因车祸致右膝部疼痛，活动受限，当时无头晕头痛，无恶心呕吐，伤后无特殊处理，送到本院就诊。症见：神识清，精神尚可，右膝部疼痛，活动功能受限，无发热恶寒、盗汗自汗、口干口苦、头晕头痛、恶心呕吐、胸闷胸痛、腹痛腹泻，纳眠佳，二便调。体格检查及实验室检查：右膝肿胀，外翻畸形，局部未见瘀斑，无张力性水疱，局部压痛明显，纵轴叩击痛（＋），患肢活动受限，可扪及骨摩擦感和反常活动，膝部骨折。浮髌试验（＋），侧方应力试验、抽屉试验、因疼痛未引出，患肢干力消失，足背动脉搏动正常，远端趾动血运正常，肢体感觉麻木。头面部及右眼球周围软组织肿胀，可见瘀斑，局部压痛。舌淡红，苔薄白，脉弦。CT检查报告示：①右颌面部软组织挫伤；颅脑CT平扫未见异常。②肝S5区多发钙化灶。③右胫骨上段及腓骨头粉碎性骨折；右膝关节脂血症，右膝部软组织挫伤，皮下软组织高密度影，考虑异物残留。

西医诊断：右胫骨平台骨折、右腓骨头骨折。

中医诊断：骨折。

证型：气滞血瘀证。

治法：活血祛瘀，消肿止痛。

处方：红花10g，桃仁10g，生地黄15g，当归15g，赤芍15g，川芎15g。5剂。

二诊：神识清，精神尚可，右膝部疼痛减轻，活动功能受限稍改善，无发热恶寒、盗汗自汗、口干口苦、头晕头痛、恶心呕吐、胸闷胸痛、腹痛腹泻，纳眠佳，二便调。处方：红花10g，桃仁10g，生地黄20g，当归15g，赤芍15g，川芎15g，泽兰15g，延胡索10g。5剂。

按语：胫骨平台骨折是膝关节创伤中最常见的骨折之一，膝关节遭受内、外翻暴力的撞击，或坠落造成的压缩暴力等均可导致胫骨髁骨折。由于胫骨平台骨折是典型的关节内骨折，其处理与预后将对膝关节功能产生很大的影响。胫骨平台骨折常伴有关节软骨、膝关节韧带或半月板损伤。遗漏诊断和处理不当都可能造成膝关节畸形、力线或稳定问题，导致关节功能的障碍。

方中生地黄养阴生津、清热凉血，为君药。当归补血活血，为臣药。佐以赤芍清热凉血、活血祛瘀，川芎行气活血，桃仁、红花活血破瘀止痛。诸药合用，共奏活血祛瘀、消肿止痛之功。

医案18　关节痛风石案

李某，男，46岁。主诉：右足第1跖趾关节红肿疼痛10余年。病史：患者右足第1跖趾关节红肿疼痛呈持续性，伴关节周围痛风石，未做特殊处理，患者为求系统治疗，遂于今日就诊于我院。症见：神志清，精神可，右足第1跖趾关节红肿热痛，疼痛呈持续性，以夜间为甚，伴关节周围痛风石。无恶寒发热，无口干眼干，无胸闷气促，无脱发，无皮疹，无咳嗽咳痰，纳可，眠可，无尿频尿急尿痛，尿量可，色黄，大便可。体格检查及实验室检查：右足第1跖趾关节红肿，肤温升高，触痛明显，可见痛风石形成，活动受限，远端血运感觉尚可。舌淡红，苔薄白，脉平和。X线检查报告示：右足第1跖骨头部骨质增生硬化，部分有骨质吸收，第1跖趾关节间隙无明显变窄，关节内侧旁软组织肿胀，密度增高。

西医诊断：右足第1跖趾关节痛风石。

中医诊断：热痹。

证型：湿热下注证。

治法：祛湿通络。

处方：薏苡仁20g，苍术15g，羌活15g，独活15g，防风10g，制川乌5g，麻黄10g，桂枝10g，当归10g，川芎10g，生姜10g，甘草10g。7剂。

二诊：神志清，精神可，右足第1跖趾关节红肿热痛稍减轻，疼痛呈持续性，以夜间为甚，伴关节周围痛风石，无恶寒发热，无口干眼干，无胸闷气促，无脱发，无皮疹，无咳嗽咳痰，纳可，眠可，无尿频尿急尿痛，尿量可，色微黄，大便可。处方：薏苡仁25g，苍术20g，羌活15g，独活15g，防风10g，制川乌5g，麻黄10g，桂枝5g，当归10g，川芎10g，生姜5g，甘草5g。7剂。

按语：痛风性关节炎的患者在发病的过程中，长期过量饱和浓度的尿酸在身体各处形成结晶，这些结晶沉积于软组织，引起慢性炎症及纤维组织增生而形成结节肿。由于饮食、疾病和药物等方面原因导致体内尿酸增高，尿酸在人体沉积后，形成硬块状的物体，出现在手、脚、膝盖的关节处，由于这些硬块就好像石头一样，所以被称为"痛风石"。

方中薏苡仁、苍术祛湿运脾，疏利关节；羌活、独活、防风祛风胜湿，通痹止痛；川芎、当归活血通络，祛瘀止痛；麻黄、桂枝、制川乌温经通阳，燥湿止痛；甘草、生姜和中调药。诸药合用，共奏祛湿通络之功。

医案19 肱骨外上髁炎案

刘某，男，43岁。主诉：右肘部疼痛伴活动受限1年余，加重3个月。病史：患者于1年多前无明显诱因出现右肘部疼痛，活动受限。曾在外院就诊，予封闭等对症处理，疼痛仍反复，为求进一步治疗，今患者至门诊就诊。症见：右肘部疼痛，活动受限，右肘部外髁处压痛明显，无恶寒发热及恶心呕吐，纳眠可，二便调。体格检查及实验室检查：右肘部无明显肿胀，右肘部外髁处压痛（＋），右肘关节活动受限，右肘关节未扪及波动感。右上肢肌力存在，桡动脉搏动正常，远端指感觉正常。舌暗红，苔薄白，脉弦。MRI示右肱骨外上髁炎，桡侧腕伸肌腱不全断裂。

西医诊断：右肱骨外上髁炎。

中医诊断：骨痹。

证型：气滞血瘀证。

治法：行气活血，化瘀止痛。

处方：当归10g，川芎10g，赤芍10g，生地黄10g，桃仁10g，红花5g，三七10g，延胡索10g，绵茵陈15g，甘草5g。5剂。

二诊：右肘部疼痛减轻，活动受限改善，右肘部外髁处压痛缓解，无恶寒发热及恶心呕吐，纳眠可，二便调。处方：当归20g，川芎10g，赤芍15g，生地黄15g，桃仁10g，红花5g，三七10g，延胡索10g，绵茵陈15g，甘草5g。5剂。

按语：肱骨外上髁炎又称网球肘、肱骨外上髁症候群。由于急性、慢性损伤而造成肱骨外上髁周围软组织创伤性无菌性炎症。

方中当归补血和血，止痛；赤芍行瘀止痛消肿；生地黄滋阴养血；桃仁破血行瘀；红花活血，祛瘀止痛；三七散瘀消肿，止痛；绵茵陈清湿热；延胡索活血止痛；川芎行气开郁，活血止痛；甘草和中缓急，调和诸药。诸药合用，共奏行气活血、化瘀止痛之功。

医案20　膝前交叉韧带损伤案

赖某，男，27岁。主诉：扭伤致左膝关节疼痛、活动受限25天。病史：患者于25天前因扭伤致左膝关节疼痛，伴活动受限，当时无头晕头痛，无恶心呕吐，伤后无特殊处理。曾到当地医院就诊，予对症处理（具体不详），症状无明显缓解。现为求进一步诊治，至门诊就诊。症见：神识清，精神良好，左膝关节疼痛，活动功能受限，无发热恶寒、盗汗自汗、口干口苦、头晕头痛、恶心呕吐、胸闷胸痛、腹痛腹泻，纳眠佳，二便调。体格检查及实验室检查：左膝关节稍肿胀，无明显畸形，局部未见瘀斑，无张力性水疱，可及局部压痛，纵轴叩击痛（－），患肢活动受限，未及明显骨摩擦感和反常活动，浮髌试验（－），侧方应力试验（＋），前抽屉试验（＋），后抽屉试验（-），轴移试验（-），旋转试验（-），负重下旋转挤压试验（-），关节交锁征（-），患肢肌力存在，足背动脉搏动正常，远端趾动血运正常，肢体感觉正常。舌淡暗，苔薄白，脉弦。MRI检查报告示：左膝关节股骨外侧髁及胫骨平台、髌骨多发骨挫伤；前交叉韧带撕裂；后交叉韧带、髌骨内侧支持带损伤；膝周软组织挫伤。

西医诊断：左膝前交叉韧带损伤。

中医诊断：筋伤。

证型：气滞血瘀证。

治法：活血化瘀，消肿止痛。

处方：田七15g，桃仁10g，延胡索10g，川芎10g，生地黄15g，红花10g，泽兰10g，当归15g，赤芍10g，甘草5g。5剂。

二诊：神识清，精神良好，左膝关节疼痛稍缓解，活动功能受限改善，无发热恶寒、盗汗自汗、口干口苦、头晕头痛、恶心呕吐、胸闷胸痛、腹痛腹泻，纳眠佳，二便调。处方：秦艽15g，川芎15g，桃仁10g，红花5g，羌活15g，当归15g，没药5g，五灵脂10g，香附10g，地龙5g，牛膝15g，炙甘草5g。5剂。

按语：膝关节是人体最大、最复杂的关节，是支撑身体运动的重要结构之一。它由股骨内、外侧髁和胫骨内、外侧髁及髌骨构成，由关节内的前、后交叉韧带，关节外的内、外侧副韧带和前方的髌骨韧带连接而成。在日常生活中很容易造成膝关节的损伤，其中外力或突然的屈曲扭转导致前交叉韧带的运动损伤非常多见。

方中田七、桃仁为伤科要药，功善活血化瘀，消肿止痛，为君药；红花、泽兰、延胡索、川芎为臣，红花、泽兰助君活血化瘀，延胡索、川芎行气活血以助君活血化瘀；生地黄、当归、赤芍为佐，凉血活血兼养血扶正；甘草为使，调和诸药，顾护胃气。全方共奏活血化瘀、消肿止痛之功。

医案21 髋关节炎案

陈某，女，46岁。主诉：左髋部疼痛，活动受限1年余。病史：

患者既往有类风湿关节炎病史20余年，患者于1年多前出现左髋部疼痛，伴活动受限。曾多次到当地医院就诊，X线检查示双髋关节炎，予对症处理（具体不详），后症状反复，疼痛呈进行性加重。今至本院门诊求诊。症见：神识清，精神良好，左髋部疼痛，活动功能受限，无发热恶寒、盗汗自汗、口干口苦、头晕头痛、恶心呕吐、胸闷胸痛、腹痛腹泻，纳眠佳，二便调。体格检查及实验室检查：左髋部未见明显肿胀，局部未见瘀斑，无张力性水疱，局部压痛明显，纵轴叩击痛（-），患肢活动受限，未及骨摩擦感和反常活动，"4"字试验（+），患肢肌力存在，足背动脉搏动正常，远端趾动血运正常，肢体感觉正常。舌质红，苔黄腻，脉弦。X线检查示双髋骨性关节炎。

西医诊断：双髋关节炎。

中医诊断：痹证。

证型：湿热内蕴证。

治法：清热祛湿，通络止痛，活血化瘀。

处方：黄柏20g，薏苡仁20g，苍术15g，牛膝10g，木瓜10g，忍冬藤10g，猪笼草10g，泽兰5g。7剂。

二诊：神识清，精神良好，左髋部疼痛稍减轻，活动功能受限改善，无发热恶寒、盗汗自汗、口干口苦、头晕头痛、恶心呕吐、胸闷胸痛、腹痛腹泻，纳眠佳，二便调。处方：黄柏25g，薏苡仁25g，苍术20g，牛膝15g，木瓜10g，忍冬藤10g，猪笼草10g，陈皮10g，黄芪10g，泽兰5g。7剂。

按语：髋关节炎又名髋关节骨性关节炎，是临床常见的骨科疾病，其特点是关节软骨变性，并在软骨下及关节周围形成新骨。髋关节炎可由原发性（肥胖、衰老等）和继发性（创伤、感染等）原因引起。常见于50岁以上肥胖患者。

方中重用黄柏、薏苡仁以清热祛湿、通络止痛，为君药。苍术长于清热祛湿，牛膝有活血兼能引血下行之能，助君以清热祛湿，通络止痛，共为臣药。佐以木瓜、猪笼草、忍冬藤、泽兰共奏清热祛湿、通络止痛兼以活血化瘀之功。

第三节　创伤骨科疾病

一、四肢关节筋伤医案

医案1　急性左大腿内侧肌挫伤、髌股关节软组织挫伤案

刘某，男，21岁，体育专业大学生。初诊时间：2020年9月12日上午11点30分。现病史：当日上午10点30分，患者在单杠上进行热身训练，在做双足从悬吊的双手之间穿过的动作时，突然脱杠落下，头部和双膝过屈位触地致伤。当时患者左前额、左眼眶外上方和左膝疼痛剧烈，不能动弹。吴教授团队医师接到电话后立即前往为患者诊治，并远程指导校医，立即对患者伤处采用冰敷（2小时冰敷一次）及加压制动等处理，患者被紧急送往当地医院。专科检查（伤后12小时）：患者左前额眼眶肿胀，有皮挫擦伤痕，头颈活动功能轻度受限。左膝内上方轻度肿胀，压痛明显。股四头肌抗阻痛。左髌骨内上缘压痛明显，有捻发音。膝屈伸明显受限。膝内外侧副韧带分离试验（－），抽屉试验（－）。MRI检查显示（中山某镇区医院）：左股内侧肌血肿，关节轻度积水，疑后交叉韧带（Posterior Cruciate Ligament，PCL）损伤，左前额血肿。

西医诊断：①急性左股内侧肌挫伤、髌股关节损伤；②左前额挫伤血肿。

中医诊断：筋伤。

治疗：

（1）训练监控。制订治疗方案，以镇痛、防止肿胀、整复关节伤筋为则。

（2）冰敷。当晚11点前，校医已对患者行间断性冰敷3～4次，每次时长15～20分钟；用弹力绷带加压，局部制动抬高治疗。晚上11点30分，经局部检查后给予手法等治疗。

（3）手法治疗。行点穴手法，以解痉止痛。取穴为伏兔、足三里、阳陵泉、绝骨、委中、太冲。再双手抱胫骨上段牵拉膝关节，慢慢屈伸伤膝，以整复关节错缝，舒理伤筋。

（4）用药

1）外敷：用石膏止痛软膏加白芷、黄柏、黄芩（药粉），以清热凉血、通络止痛。将以上外敷药摊于六层纱布上，再用弹力绷带适当加压包扎固定。嘱患者适当抬高伤肢、适当活动足踝。

2）内服：行气活血止痛中成药伤科九味壮骨片4片/次，1日3次；双氯芬酸钠缓释胶囊50mg/次，1日2次。

二诊（9月13日）：上午8点查体，患者左膝伤处局部无明显肿胀，但有压痛，膝屈伸基本正常。患者诉伤膝局部发胀，膝屈伸时有牵拉感，头部伤处有压痛。处理：内服、外敷用药同上。间断冰敷两次后，嘱患者下床活动。活动反应较好。当日下午3点，患者在弹力支持带（多层贴布）和绷带固定保护下，从约0.7m的台上跳下。伤情恢复良好。晚上予冰敷一次，全身放松按摩一次。局部超声波0.5W/cm^2，理疗10分钟。继续外敷中药。9月14日上午9点，患者在膝、腿部做了支持带贴布、弹力绷带包扎固定的处理下完成半决赛，成绩优异。

三诊（9月16日）：赛后，患者已有些跛行。左膝内上方肿胀，髌骨内上缘区有明显压痛，有摩擦音。继续予冰敷、包扎加压处理。内服、外敷用药同前。用超声波理疗。9月18日～21日，患者顺利参加决赛，成绩优异。

按语：患者在左膝急性损伤后47小时就参加了一系列比赛，并取得优异成绩，令人惊叹！除了与患者本身的身体素质和心理素质密切相关外，也离不开医者和教练切实的伤病防治保障工作。治疗体会如下：

1.现场急救正确诊断和处理十分重要，防止肿胀、止痛、整复关节错缝和伤筋则是关键。医者及时采用了间断性冰敷、加压制动、整复手法以及内服、外敷药物等治疗。

2.随时观察分析患者伤情，辨证施治，以不加重损伤为原则。

3.精心治伤和心理治疗紧密结合，医患配合好。

4.与教练紧密配合，全程监控患者作息训练，在正确使用支持带、弹力绷带固定下进行主动活动并参加比赛。

医案2　左股四头肌拉伤案

陈某，女，24岁，运动员。初诊时间：2008年7月18日下午1点。现病史：患者参加国际比赛后出现左髋及大腿疼痛约1个月，在此期间，运动中心专门请某国著名足球队的队医为患者治疗1个月。采用了针刺、手法、理疗及腰外侧、大腿内下部刺络放血等治疗，疗效不明显。之后又请体能训练教练给予患者牵张练习和针刺等治疗，因诊断未能清楚，所以疗效不明显。7月18日，前往患者训练基地会诊治疗。专科检查：患者左股四头肌腱（髂前上棘前内下方）有约5cm长条索状硬条，轻压时疼痛明显。股四头肌中下段有压痛。患者自诉，在比赛中感觉此处和膝前部疼痛。直腿抬高试验＜45°时疼痛；而＞45°时痛减或不痛。伸膝时抗阻痛。左下腹髂腰肌走行区有轻压痛，左腹股沟中点压痛不明显，但髋部过屈时有疼痛。"4"字试验（－）。压磨髌试验（－），无摩擦捻发音，髌骨周围无压痛。俯卧位，股神经牵张试验（－）。侧卧位，左臀外侧髂胫束紧张度增高，臀中肌、梨状肌压痛明显。腰4、腰5棘旁筋肉紧张，有压痛。腰过度前弯后伸疼痛明显。CT检查显示：腰4～5、腰5～骶1椎间盘变性轻度膨出。

西医诊断：①左股四头肌拉伤。②左臀外侧、髂胫束肌筋膜炎。③左髋关节滑膜炎。④腰椎间盘变性膨出（陈旧伤）。

治疗：

（1）进一步做左髋MRI检查，以明确左髋滑膜炎和积水的情况，以利于后续治疗。

（2）训练监控。与教练员、队医和患者详细交换诊疗意见，并制订了具体治疗方案，对患者训练进行严格监控。

（3）手法治疗（在活血消肿酊涂搽下进行）

1）腰部：患者俯卧位，腰腹部下垫枕以呈牵张位，弹拨脊旁筋肉。医师推压、摇晃其脊柱数次。指针肾俞、关元俞、秩边、环跳。

2）左臀外侧部：重复用双手拇指弹拨髂胫束压痛筋腱，在牵张体位下，按压、推压臀外侧肌肉。

3）仰卧位：对左股四头肌中段、上段筋肉行提拿、推压等手法。

（4）针灸/理疗：取阿是穴、伏兔、足三里、膝阳关、阳陵泉穴，电针治疗。低功率超声波、微波理疗，每日1次。

（5）用药：伤科九味壮骨片4片/次，1日3次；双氯芬酸钠缓释片50mg/次，1日2次。

（6）功能锻炼：加强患者腰腹肌力量训练。暂不做剧烈跑跳和负重弯腰练习，所有训练在支持带保护下进行。

治疗次日，患者恢复了暂停一个多月的训练且状况越来越好。半个月后，该运动员顺利地参加了国际重大比赛，获得了优异成绩。

按语： 由于该患者有多部位伤病，故医者需在临床仔细检查后进行正确的诊断和治疗，方能获得良效。与教练、队医紧密配合，对患者带伤训练进行了科学监控，采取"边治疗，边训练"的原则，正确运用了中医手法、针灸、用药和理疗等综合性治疗，使患者在短期内参加了国际重大比赛并获得了优异成绩。

医案3 右坐骨结节囊肿、右腘绳肌劳损案

王某，女，18岁，高中生（备考体能测试）。初诊时间：2008年5月。现病史：患者右坐骨区在训练中疼痛约1个月，无明显伤史，队医行电针、理疗等处理后无明显效果。后来我处诊治。专科检查：患者右坐骨结节区有一2cm×3cm软组织肿胀，皮肤不红，可推动，无搏动感，局部有明显压痛。腘绳肌腱附着处有压痛。腘绳肌抗阻试验（＋）。

西医诊断：①右坐骨结节囊肿。②右腘绳肌腱附着处劳损。

治疗：于痛点区行封闭治疗。用药为倍他米松注射液5mg。0.5%利多卡因注射液5mL。伤者患侧在上，侧卧屈髋、屈膝位。用6号针头刺入囊壁。先推少许药液，把针尖当作小针刀，纵向切破囊壁，再将药液推入囊内。行封闭术后，术者用双拇指用力挤压囊肿，迫

使囊内容物流出。

行封闭术后，经检查，伤者患处压痛不明显，囊肿变小。

患者经治疗后恢复正常训练。囊肿已无压痛，无明显肿痛症状。

按语：赛艇、曲棍球及跳跃等项目的运动员易发生坐骨结节囊肿。究其病因，吴教授认为，该项目运动员坐骨结节与硬性坐垫反复摩擦挤压，加之在训练时由于腘绳肌收缩，导致坐骨结节附着处易劳损。因结节囊壁较厚，一般针灸和冲击波等理疗治疗效果不佳。所以，吴教授采用封闭术加小针刀技术等进行减压、消肿，获得良效。如改进训练坐垫硬度，在训练时减少强度、循序渐进，恢复效果将更好。

二、四肢创伤骨折、脱位医案

医案4　右肱骨外科颈骨折（外展型）案

常某，女，31岁。初诊时间：2021年7月。现病史：患者半月前因遭遇严重车祸，车坠于岩下，致右肩部骨折。在当地抢救，诊断为右肱骨外科颈骨折等伤。后因骨折成角移位，于伤后半月到我院住院诊治。专科检查：患者右肩轻度肿胀、发硬，肱骨上端有明显压痛，上臂上举、展收等功能明显受限。手指无神经异常体征。数字X线摄影（Digital Radiography，DR）检查显示：右肱骨外科颈骨折，向前、内侧成角畸形，骨折远端有嵌插移位，肱骨头向外后旋转。

诊断：右肱骨外科颈骨折（外展型）。

治疗：

（1）手法治疗。患者取坐姿。一助手双手用床单布从患者腋下穿过，固定住肩部，另一助手双手握住患者上臂远端和前臂，令两助手相配合，做伤肢外展拔伸牵引约1分钟。术者双手拇指顶住肱骨头，其余四指把持住骨折远端，令远侧牵引助手在持续牵引下做伤肢内收，同时术者双手做推压提拉手法，以矫正肱骨向内嵌插成角移位；再令远侧助手持伤肢屈肘位牵引。术者双手拇指置于骨折远端，其余四指抱持住肱骨骨折前方，令远侧助手在牵引下用力将伤肢抬举过顶，同时术者双手用推挤按压手法，以矫正骨折向前成角畸形。

（2）固定整复手法后，X线摄片复查显示骨折对位较好，无明显成角畸形。术者将伤肢在牵引下慢慢放下呈内收位。用肱骨外科颈骨折夹板、压垫，将骨折固定于内收、内旋位。

（3）用药

1）中药汤剂：以活血祛瘀、行气止痛为法。方选桃红四物汤加减。方药：红花5g，生地黄10g，当归10g，川芎15g，赤芍15g，桃仁10g，泽兰15g，延胡索15g，加水800mL煎至200mL，内服，1日1剂。

2）成药：七味三七口服液每次10mL，1日3次，以活血化瘀。塞来昔布胶囊0.2g，2次/天，以消炎止痛。

（4）功能锻炼。嘱患者做手指和适度屈肘活动。

患者共住院半个月。X线摄片复查显示：骨位稳定，未见明显移位。嘱患者继续固定半个月。继续目前用药方案。后期功能康复很快，骨折处愈合良好。

2022年5月随访，患者右肩功能一直正常，无任何疼痛等异常症状。

按语：肱骨外科颈骨折（外展型）是较常见的近关节部位的骨折。重者常合并有大小结节等骨折，临床上手法整复有较大难度。本案是一位病程达半月且骨折成角移位、畸形明显的患者。因其骨折线清晰，术者采用了拔伸牵引等手法整复骨位，矫正成角畸形，取得了十分满意的效果。吴教授认为，用手法矫正成角畸形移位十分重要！必要的夹板固定和早期的功能锻炼，对促进患者骨折功能尽快恢复也具有重要的作用。肱骨外科颈骨折病例在我院收治较多，吴教授有长期的临床诊治经验。采用拔伸牵引、逆受伤机制的整复方法，基本能取得成功。吴教授认为，此类骨折一般不主张手术复位方法，只有极少数严重的肱骨近端粉碎性骨折或手法整复失败者可以考虑手术治疗。

桃红四物汤用药要点分析：桃红四物汤方中生地黄养阴生津、

清热凉血，为君药。当归补血活血，用为臣药。佐以赤芍清热凉血、活血祛瘀；川芎行气活血，桃仁、红花活血破瘀止痛，泽兰、延胡索利水消肿止痛。诸药配伍，共奏活血祛瘀、消肿止痛之效。

医案5　孟氏骨折案

卓某，女，13岁，学生。初诊时间：2023年12月1日。现病史：20多分钟前（当天下午4点），患者骑自行车跌倒，右手撑地时致右肘、前臂受伤，当时未做任何处理，紧急送往我院急诊。专科检查：患者健手扶持伤手体位，右肘、前臂肿胀较明显，肘前外侧突起畸形，前臂向掌侧突起畸形。肘外侧可扪及向前脱出的桡骨小头，外髁下方凹陷，前臂掌侧中段皮下可触及尺骨中段骨折端，局部有0.3～0.7cm皮伤血痕。肘前臂功能完全丧失，拇指发麻，手指可活动。X线摄片检查显示：右桡骨头向前外上侧完全脱位，尺骨中段斜形骨折，远端向背尺侧移位全宽度，重叠向掌侧成角约30°，尺骨近端骨尖刺入皮下。

诊断：右尺骨中段骨折合并桡骨头完全脱位（孟氏骨折伸展型）。

治疗：

（1）手法治疗

1）整复复位：无麻醉状态下，患者仰卧位，一助手固定其肱骨下段，另一助手握持住其手腕部做拔伸牵引，同时，术者双拇指向内、向后用力推挤、按压向前外侧脱出的桡骨小头，可听见桡骨头复位声。

2）令助手将患者前臂于中立位，屈肘约100°，以使其桡骨头稳定。在此体位下，术者双手做夹挤分骨和推挤手法矫正尺骨骨折移位，可听到有骨擦音。

3）最后，术者捏住骨断端，轻微摇碰一下，以使骨折处能对位准确。

（2）固定：骨折前臂用小夹板固定，将患肢固定于前臂中立位、过度屈肘位，外用铁丝托板固定。以上体位固定3周。（复位后马上复查X线显示：右桡骨脱位完全复位，尺骨中段骨折对位、对线好，远端轻微向掌移位。）

（3）用药：遵医嘱内服三七散瘀口服液。

（4）功能锻炼：鼓励患者做手指屈伸握拳等活动。

伤后3周，伤肢前臂肿胀大减，骨折处和肘关节已无疼痛。改为前臂中立位屈肘90°再固定3周。内服八味伤科活血片4片/次，1日3次。加强握拳和手腕活动。X线摄片复查显示：骨位良好，尺骨骨折处有少量骨痂。

伤后6周，伤肢不肿，骨折脱位处无明显压痛。处理：去除小夹板和托板固定，配行手法按摩，以加强伤肘屈伸功能和前臂旋转活动。内服培元壮骨片4片/次，1日3次。

伤后8周，X线摄片复查显示：尺骨骨折线模糊，骨愈合较好，桡骨小头无移位，患者前臂旋转较好，肘屈伸功能基本恢复。

伤后12周，患者伤肢功能完全恢复。

按语： 本例患者属孟氏骨折伸展型。西医一般主张手术治疗；而中医手法整复有时不理想，原因是小夹板难以固定住桡骨头脱位和尺骨骨折。因学习了中国中医科学院望京医院中西医结合治疗骨折的经验，我院首先开展了"整复桡骨头脱位"的治法，并在前臂中立位过度屈肘位固定下能稳定住桡骨头。桡骨头复位后，尺骨骨折的重叠成角自然得到了解决。术者只需用手法整复尺骨前后侧向的移位，整复较容易成功。所以在本案例，我们采用了此手法治疗，一次性就整复成功，对位也令人十分满意，很值得总结。我们运用此手法整复、固定治疗伸展型孟氏骨折取得了满意疗效，很值得推广应用。

医案6　桡骨远端骨折案

张某，男，65岁。现病史：患者当日在工地干活时不慎摔倒，当时左手撑地，左腕部剧痛无比，肿胀异常，旋转屈伸不利，自行冰敷后无改善，遂来求医。查体见左手餐叉样畸形明显，直尺试验阳性，指动血运尚可。DR检查见桡骨骨折远端向背桡侧移位，关节面掌倾角、尺偏角变小。

诊断：左桡骨远端骨折。

证型：气滞血瘀证。

治法：理气化瘀，消肿止痛。

方药：桃红四物汤加减。

组成：红花5g，生地黄10g，当归10g，川芎15g，赤芍15g，桃仁10g，泽兰15g，延胡索15g。14剂。

骨折予以手法整复、小夹板固定腕关节于功能位4周，外敷黄油纱消肿，屈肘90°肩颈腕托带悬吊胸前。复位后复查X线提示骨折对位对线可，关节位置正常，掌倾角、尺偏角恢复正常。

二诊：左腕部疼痛减轻，肿胀消退，复查X线提示骨折端稳定，有骨痂生长。治以和营止痛、接骨续筋之法，方拟伤科健骨汤（本院经验方）加减：三七10g，续断15g，骨碎补15g，自然铜30g，川芎10g，当归10g，独活15g，桑枝15g，甘草5g。14剂。

三诊：左腕部少许疼痛，关节活动功能改善。复查DR见骨折端已有较多骨痂生长。辨证属肝肾阴虚证。以补益肝肾、强壮筋骨为法，予伤科壮骨方（本院经验方）加减：杜仲15g，骨碎补15g，续断15g，枸杞子10g，甘草5g，茯苓10g，桑寄生20g，当归10g，鸡血藤30g，黄精20g，白芍30g。

按语：伸直型桡骨远端骨折整复方法：患者取坐位，助手立于患者背后，固定患者躯干及患肢肘部，患肢前伸，前臂置中立位，先顺势对抗拔伸2～3分钟，并加大桡侧牵引力量，待嵌入或重叠移位完全矫正后，将前臂远端旋前，两拇指将骨折远端向掌侧按压，其余四指将腕关节背伸，加大骨折端向掌侧成角；然后利用牵引力，顺纵轴方向骤然猛抖，两食指将骨折近端向背侧托顶，两拇指将骨折远端向掌侧按压并将腕关节掌屈，以矫正骨折端向背侧移位，同时迅速将腕关节尺偏，顺势向尺侧推挤桡骨远端骨折块，以矫正骨折端向桡侧移位，使患者腕部完成从掌屈到尺偏的动作过程。

固定方法：骨折整复后，腕部外敷黄油纱（本院自制制剂），前臂绷带疏松包扎，骨折远端背侧和近端掌侧分别放一平垫，然后在患肢掌、背、尺、桡侧放置木板夹板，夹板近端达前臂中、上1/3，背侧夹板下端应超腕关节，桡侧块达第一掌指关节，尺、掌侧夹板下端平腕横纹，限制手腕的桡偏和背伸活动。夹板间均留有1cm间隙。手掌根部及手掌中放置棉垫，扎上3条布带固定夹板，外用绷带包扎固定，用吊带悬挂于胸前。3周内每周摄片、换绷带调整外固定，注意观察骨位，防止骨折再次移位，固定4～6周。

根据病程，可分为早期、中期、晚期三期。

早期：伤后2周内，可进行手法整复治疗，但初期常肿胀严重，可伴有张力性水疱。中医以活血化瘀、消肿止痛为法，拟桃红四物汤，方中生地黄养阴生津、清热凉血，为君药。当归补血活血，用为臣药。佐以赤芍清热凉血、活血祛瘀；川芎行气活血，桃仁、红花活血破瘀止痛，泽兰、延胡索利水消肿止痛。诸药配伍，共奏"活血祛瘀、消肿止痛"之效。

中期：伤后2～4周，肿胀逐步消退，有明显骨痂生长，骨折断端相对稳定，此时手法复位困难，如需要再次复位，应在麻醉下行折骨复位。中医以和营止痛、接骨续筋为法，拟伤科壮骨汤加减，方中骨碎补、自然铜、续断、当归共为君药以续筋接骨，疗伤止痛；赤芍、生地黄为臣药以活血祛瘀，养阴生津；佐以乳香、没药活血止痛，消肿生肌。

晚期：伤后4周以上。骨折断端成熟骨痂形成，逐步塑形改造，已相当稳定。此时无法手法复位、调整，如有影响功能的严重畸形，需手术治疗。中医以补益肝肾、强壮筋骨为法，拟伤科壮骨汤加减，方中以桑寄生、续断、骨碎补为君药，续筋接骨的同时补益肾气；当归、黄精、杜仲、鸡血藤为臣药，补益肾精的同时活血化瘀，疏通经络；枸杞子、白芍、茯苓、甘草为佐使药，加强补益肾精的同时活血镇痛，固护脾胃之气，使瘀血有出处。

医案7 锁骨骨折案

谢某，男，15岁。现病史：患者当日雨天路滑不慎跌倒，右肩部先着地，即感右肩部灼热疼痛，抬举困难，活动时疼痛难忍，患处肿胀凸起，遂来求医，来诊时以左手托住右侧前臂，头歪向右肩部。查体时右锁骨处局部肿胀压痛明显，骨干处有明显错位成角畸形且可扪及骨擦音。DR检查见右锁骨中段骨折，断端成角畸形但无明显分离移位。

诊断：锁骨骨折。

治法：理气化瘀，消肿止痛。

方药：创伤一号方加减。

组成：延胡索10g，丹参10g，川芎10g，木香10g，桃仁5g，生地黄15g，赤芍10g，当归15g。7剂。

骨折整复：医者将锁骨折端成角处按压复位后，折端垫一小棉垫，棉垫上放置一小块石膏维持复位，再以"8"字绷带固定。屈肘90°肩颈腕托带悬吊胸前。复位后复查X线提示骨折断端成角畸形纠正，对位对线可。

二诊：右肩部疼痛减轻，但红肿明显，见有少量水疱形成，部分破溃，舌暗苔微黄，脉弦。复查X线提示骨折端无移位。治以清热解毒之法，方拟银花二黄汤（本院经验方）加减：金银花20g，黄芩10g，黄柏10g，栀子10g，当归15g，白芷5g，连翘15g。7剂。另用复方四黄外洗液浸润纱块外敷患处。

三诊：右肩部疼痛、活动受限明显减轻，无红肿、水疱及皮损。复查DR见骨折端无移位。舌淡苔薄白，辨证属肝肾阴虚证。以补益肝肾、强壮筋骨为法，予伤科壮骨方（本院经验方）加减：杜仲15g，骨碎补15g，续断15g，枸杞子10g，甘草5g，茯苓10g，桑寄生20g，当归10g，鸡血藤30g，黄精20g，白芍30g。7剂。

按语："8"字绷带（固定带）固定是将固定用布绷带做"8"字交叉环形固定或锁骨带固定，包扎时必须将两肩固定，同时用棉垫保护腋窝内神经血管。如患者有手或前臂麻木感、桡动脉搏动触不到，表明布带包扎过紧。应适当放松至解除症状为止。

创伤一号方中当归性温味甘、辛，有补血调经、活血止痛的功效；赤芍配伍桃仁，有通络止痛、活血化瘀的功效；生地黄性寒味甘，有清热凉血的功效；川芎配伍木香有温中行气止痛的功效；延胡索性温味苦、辛，有活血行气止痛的功效。多种药物配伍使用，起到通脉养血的作用，并可有效缓解疼痛。

肩部皮肤有红肿、水疱破溃，或软组织被骨折端挫伤，可运用复方四黄外洗液外敷换药以清热解毒，消肿止痛。复方四黄外洗液属清热生肌类方剂，方中大黄有清热泻火、解毒止血、活血化瘀、清利湿热的功效，黄芩有清热燥湿、泻火解毒的功效，大黄、黄柏等中药有清热解毒、利水祛湿、生肌止血的功效。诸药合用可清热解毒消肿。局部肿胀严重者加用车前子10g，泽泻5g；局部麻木者加用地龙5g，桂枝5g；红热不显者加用陈皮5g，丹参10g；脓腐不透者加用皂角刺10g，炙山甲10g；溃脓日久者加党参20g，黄芪15g，白术10g。

医案8 肱骨髁上骨折案

陈某，男，5岁。现病史：患者当日玩闹时摔倒，以右手撑地，右肘部疼痛难忍，不能动弹，痛哭流涕，右肘肿胀畸形、阶梯明显。舌红、苔白，脉数。DR检查见右肱骨髁上骨折，骨折远端向后上移位。

诊断：肱骨髁上骨折。

方药：桃红四物汤加减。

组成：红花5g，生地黄5g，当归5g，川芎5g，赤芍5g，桃仁5g，泽兰5g，延胡索5g。7剂。

整复：按伸直型骨折进行手法整复，肩颈腕托带悬吊胸前。复位后复查X线提示骨折断端对位对线可。

二诊：右肘部疼痛缓解，但瘀肿仍较明显，胃纳一般，大便成形，但质地偏稀软。舌淡、苔薄白，脉细。检查夹板较松动。查X线提示骨折端对比前片未见明显变化。拟方如下：山楂5g，神曲5g，麦芽5g，陈皮5g，大枣5g，白术5g，红花5g，川芎5g。7剂。予以调整夹板，酒精纱块擦拭局部皮肤后，重新固定。

三诊：右肘部隐隐作痛，肿胀较前消退，夹板略显松动，胃口佳，二便调。拟方如下：杜仲5g，骨碎补5g，续断5g，枸杞子10g，甘草5g，茯苓5g，桑寄生10g，当归5g，鸡血藤5g，黄精5g，白芍5g。7剂。夹板予以调整后重新加固绑定。

四诊：患处偶有疼痛，仍有肿胀，二便调。骨折已满4周，复查X线提示骨痂明显，予拆除夹板，改中药封包热敷消肿止痛。

按语： 伸直型肱骨髁上骨折手法整复方法：一助手握患侧上臂，另一助手握患侧前臂及手腕，肘半屈位，徐徐用力，顺势拔伸牵引，纠正重叠移位。若患肢为右侧且远端有旋前畸形，在牵引下先使前臂旋后，然后左手握住骨折近端，右手握住骨折远端，两手相对挤压，将远折端旋后、近折端旋前矫正旋转，将骨干内推、远折端往外端纠正侧方移位（尺偏型骨折尽可能矫正畸形；桡偏型骨折不可矫枉过正，防止肘内翻）。术者以两手拇指从肘后推动尺骨鹰嘴向前，同时两手四指重叠环抱骨折近端向后拉，并让助手在牵引下徐徐将肘屈曲至70°左右，即可复位。注意勿将骨折远端过度推向前方，以免骨膜剥离广泛而影响骨折的稳定性。尺偏型骨折当手法复位后，术者可一手将骨折部固定住，另一手将肘关节略伸直，将前臂向桡侧伸展，使骨折断端桡侧骨质嵌插或稍有桡偏，以预防发生肘内翻畸形。复位后，在鹰嘴后上和骨折远端内侧各放置一个梯形垫，骨折近端外侧放置一个塔形垫。用四块夹板超肘关节固定，屈肘90°～110°，以不影响血运为度，然后用三角巾或颈肩腕吊带悬吊前臂于胸前固定3～4周；或8字石膏绷带固定于屈肘关节100°～110°，3～4周后去固定进行功能锻炼。

复位后密切观察患肢血运情况，调整松紧度，如患者有手或前臂麻木感、桡动脉搏动触不到，表明布带包扎过紧。应适当放松至解除症状为止。定期进行X线检查。1周后骨折端再移位的可能性减少，术后3～4周可解除夹板固定。

医案9 跟骨骨折案

黄某，女，47岁。现病史：患者当日晾衣服时从3米高阳台上坠落，左足跟部先着地，左足跟肿胀疼痛、活动受限，纳眠可，二便调，舌淡红，苔薄白，脉弦涩。CT提示左跟骨骨折。

诊断：跟骨骨折。

方药：桃红四物汤加减。

组成：红花5g，生地黄10g，当归10g，川芎15g，赤芍15g，桃仁10g，泽兰15g，延胡索15g。7剂。

手法整复：跟骨予手法复位后，黄油纱覆盖，高分子石膏托维持位置。复位后复查X线提示骨折对位对线可，Böhler's角（跟骨结节角）基本恢复。

二诊：伤后1周，左足跟部疼痛缓解，瘀肿较甚，复查X线提示骨折端无走位。继予活血化瘀止痛之法：红花5g，生地黄10g，当归10g，川芎15g，赤芍10g，桃仁10g，泽兰15g，延胡索15g，牛膝10g，宽筋藤10g。7剂。

三诊：左足跟瘀肿减轻，但夜间盗汗，口干，晨起有口气，小便偏黄，舌淡红，苔白，脉细滑。辨证属阴虚内热证。以滋阴清热为法：知母10g，生地黄15g，黄柏10g，山茱萸10g，山药20g，牡丹皮15g，茯苓10g，泽泻10g。7剂。

四诊：伤后1个月，左足部少许疼痛，关节活动前后内外屈伸不利。舌淡红，苔白，脉细滑。复查DR见骨折端无移位，已有骨痂生长。辨证属肝肾阴虚证。以补益肝肾、强壮筋骨为法，予伤科壮骨方（本院经验方）加减：杜仲15g，骨碎补15g，续断15g，枸杞子10g，甘草5g，茯苓10g，桑寄生20g，当归10g，鸡血藤30g，黄精20g，白芍30g。7剂。

五诊：伤后5周，左足部疼痛、瘀肿减轻，踝关节活动受限。复查DR见骨折端无移位，已有较多骨痂生长。拆除石膏，予外洗方加减：海桐皮50g，宽筋藤50g，海风藤50g，路路通30g，土鳖虫30g，上方以水1500mL煎至500mL，外洗泡足，1日1剂。7剂。

六诊：伤后6周，左足部肿胀明显消退，踝关节活动受限改善。复查DR见骨折端无移位，已有较多骨痂生长。予外洗方。威枫骨科外洗散100g及骨科药酒100mL外洗泡足，1日1剂。7剂。

按语：跟骨骨折手法整复：①运用双掌或者器械给予跟骨体横向挤压，以恢复跟骨体宽度；②纵向拔伸牵引，以纠正跟骨塌陷、嵌插，恢复跟骨正常高度；③牵引时保持跖屈位，以后跟部发力为主，有助于恢复Böhler's角；④在持续牵引的同时，小幅度内外翻和背伸跖屈踝关节，有助于恢复距下关节面的磨合平整与正常活动范围；⑤固定时在跖屈位基础上适当保持内收，可防止骨块挤压腓骨长短肌腱产生的后期疼痛。

医案10　踝关节骨折案

林某，女，57岁。现病史：患者半年前扭伤致右足踝部疼痛、活动受限，曾在外院就诊，当时建议患者手术治疗，患者要求保守治疗，石膏固定6周后自行拆除。此后患者反复右足踝部肿胀、疼痛，遇寒冷节气或阴雨天时症状容易发作。查体发现踝关节内翻、外翻及背伸功能受限。复查X线提示右腓骨外踝陈旧性骨折，畸形愈合。舌暗红、苔薄白，脉细。

诊断：右腓骨外踝陈旧性骨折。

治法：活血祛瘀，消肿止痛。

方药：伤科活血汤加减。

组成：田七10g，桃仁10g，生地黄15g，红花5g，泽兰10g，归尾10g，赤芍10g，甘草5g。7剂。

踝部压痛明显处予以小针刀松解。威枫骨科洗剂（我院院内制剂）熏洗患处。

二诊：肿痛已减，酸楚乏力，屈伸不利，中药守前方。踝关节予理筋手法松解。指导患者踝关节练功，积极功能锻炼。

三诊：踝部隐隐作痛，肿胀减半，关节活动较前改善。舌淡红、苔薄白，脉细。以滋补肝肾、养血壮筋为法，予壮筋养血汤加减：白芍10g，当归10g，川芎10g，续断10g，红花5g，生地黄15g，牛膝10g，牡丹皮10g，杜仲15g。14剂。并予骨科药酒外用擦拭患处。

四诊：肿痛大减，行动少力，不耐多行。予外洗方：海桐皮50g，宽筋藤50g，海风藤50g，路路通30g，土鳖虫30g，牛膝30g。14剂。

按语：小针刀疗法是以中医学理论和针刺疗法为基础，与现代外科手术和软组织松解理论相结合而形成的一种新的治疗方法。治疗踝关节扭伤后期粘连有较好的疗效。选择痛点或软组织条索处，1%盐酸利多卡因局部麻醉，用针刀局部进行粘连带的松解，刀法有切、割、推、拨、针刺等。

该患者采用踝关节理筋手法治疗，该手法以"轻、巧、柔、和"

为原则。以外踝扭伤为例，患者侧位或侧卧位，伤肢在上，助手握住伤肢小腿下端。医者双手握住踝部下方，双手拇指按在伤处。医者与助手在相对拔伸下摇晃踝部数次，同时拇指在伤处揉捻，在拔伸下内翻踝部后再外翻，同时拇指在伤处戳按。对于恢复期或陈旧性踝关节扭伤者，手法宜重，特别是血肿机化，产生粘连，踝关节功能受损的患者，则可施以牵引摇摆，摇晃屈伸等法，以解除粘连，恢复其功能。

练功治疗：应尽早练习跖趾关节屈伸活动，进而可做踝关节背屈、跖屈活动。肿胀消退后，可指导做踝关节的内翻、外翻的功能活动，以防止韧带粘连，增强韧带的力量。关节粘连传统松解手法治疗配合按摩理疗，效果良好。

威枫骨科洗剂（组成：桂枝、威灵仙、半枫荷、独活、川加皮等）或红栀骨科洗剂（我院院内制剂）熏洗患处，外用骨科药酒涂擦患处亦有很好的治疗效果。

医案11 肋骨骨折案

黄某，男，45岁，机关干部。初诊时间：2022年4月。现病史：患者2天前打羽毛球时不慎跌倒致伤。当时右胁肋区疼痛，不能活动。专科检查：患者右胁肋6、7、8肋部轻微肿胀，无皮下瘀血，于腋后线第7、8肋骨处有明显压痛，深呼吸和右侧卧时疼痛加重，胸廓挤压试验（＋），其余未见明显异常。X线摄片检查显示：患者右胁肋第6、7、8肋骨前支骨折，无明显移位。

诊断：右第6、7、8肋骨前支骨折。

治疗：

（1）功能锻炼：嘱患者不宜做右侧屈和后伸活动。

（2）用药

1）中药汤剂：以活血祛瘀、行气止痛为法。方选桃红四物汤加减：红花5g，生地黄10g，当归10g，川芎15g，赤芍15g，桃仁10g，泽兰15g，延胡索15g。7剂。

2）外敷：右胁肋骨折部外敷石膏止痛软膏，再用同肋骨骨折宽的弹力带绕胸胁固定。

3）成药：内服七味三七口服液、八味伤科健骨片。

二诊：伤后2周检查，患者伤处疼痛明显减轻，处理同前。

伤后近1个月，患者伤处还有轻度疼痛，可以在弹力带固定下开始打羽毛球。伤处外贴氟比洛芬酯贴膏。内服伤科壮骨散。

伤后一个半月，患者在一般体育运动中无明显异常，基本恢复了正常生活和运动。

按语：本案患者虽有三根肋骨骨折，因无移位，故采用自创的、积极有效的肋骨骨折固定方法（不是采用黏膏胶布或黏膏弹力带固定法），配合内外用药治疗和功能锻炼管理等措施，收到了满意效果。桃红四物汤用药要点分析：方中生地黄养阴生津、清热凉血，为君药。当归补血活血，用为臣药。佐以赤芍清热凉血、活血祛瘀；川芎行气活血，桃仁、红花活血破瘀止痛，泽兰、延胡索利水消肿止痛。诸药配伍，共奏活血祛瘀、消肿止痛之效。

三、脊柱骨折、脱位医案

医案12　腰椎爆裂性骨折案

苏某，男，42岁，中山市某工地工人。初诊时间：2024年1月10日。现病史：2024年1月10日晚，患者所乘坐的客车发生车祸翻到沟下，患者致伤，被人救起后送往中山市某镇区医院救治。经X线摄片检查，诊断为腰1椎体爆裂性骨折，左锁骨中段骨折，左第3～6肋骨骨折。当晚深夜送患者至本市某中医院住院治疗。该院主管医师和该院骨科副主任会诊结果，认为腰椎爆裂骨折必须要进行手术治疗。因患者不愿手术治疗，医院方特请吴教授到该医院参与会诊。鉴于患者骨折为爆裂性骨折，椎管变窄，但脊髓并未明显受损，双下肢无神经异常症状体征且功能正常，吴教授经过分析后提出：不主张进行手术治疗；今后若患者的脊髓出现受压损伤症状和体征时，再行椎管减压、椎体融合手术不迟。专科检查：患者左肩、背部和腰部疼痛严重，不能站立，不能进行翻身屈伸等活动。左锁骨区肿胀，可触及错位骨端。左肩胛背部压痛、呼吸痛。胸12、腰1轻度后弓畸形，棘突和棘旁压痛明显，四肢无明显异常体征，上肢关节活动正常。双下肢有胀痛感，抬举受限。CT检查显示：腰1椎体爆裂性骨折，椎体压缩1/3，椎体后份骨块向椎管突入明显，椎管狭窄，但脊髓圆锥未见明显受损。左锁骨中段横段骨折，远端向上移位全宽度。左3～6肋骨后枝骨折，轻度移位，无血气胸征象。

诊断：①腰1椎体爆裂性骨折，骨块突入椎管内，椎管狭窄。②左锁骨中段横形骨折。③左3～6肋骨后枝骨折。

治疗：

（1）手法治疗。患者取仰卧位，术者行锁骨整复手法。行手法后再用绷带做"8"字适当固定伤处。肋骨骨折未做特殊处理。胸腰段脊柱垫一布类（毛巾）或薄枕休息。治疗1周内，行手法整复锁骨骨折两次。因无床旁照片，凭吴教授手摸能定位。

（2）用药。内服三七散瘀口服液每次10mL，1日3次；抗感染止痛西药（服法遵医嘱）。

（3）功能锻炼。鼓励患者加强挺腹等功能练习，进行上下肢活动，防止褥疮发生。

二诊：伤后1周，患者急性症状明显减轻。增加腰背垫枕高度（以患者能承受为度）。内服七味三七口服液，石膏止痛膏贴敷同前。

三诊：伤后4周，患者锁骨骨折处压痛已不明显，无骨擦音和活动感；肋骨骨折处压痛不明显。患者开始在医护帮助下翻身，术者在其俯卧位行腰椎骨折整复手法（以摇晃和推脊、按压、抖动手法为主），另配合解痉止痛按摩手法（包括点穴）治疗，每周3次。

四诊：伤后5周，患者能自行翻身活动。除以上治疗外，开始进行主动积极的腰背肌功能锻炼。腹下垫一薄枕，做"飞燕点水"的腰背肌力功能锻炼；直腿抬腿和挺腹锻炼，10次一组，每次做3组，每日3次并逐渐加量；直到做5组、8组、10组。

用药：

（1）中药汤剂：以理气化瘀、消肿止痛为法。方药：复元活血汤加减。柴胡15g，天花粉10g，当归10g，红花5g，甘草5g，大黄15g，桃仁15g。800mL水煎至200mL，温服，1日1剂。

（2）另服三七散瘀口服液，每次10mL，3次/日。

经以上方法治疗，患者骨折处功能明显增强。经2个月的治疗后，患者开始在弹力腰围固定下下床活动。

患者住院治疗两个半月出院，锁骨、腰椎功能基本恢复正常。

X线片复查显示：左锁骨骨折对位较好，且骨痂显示较好。左肋骨骨折线模糊，腰1椎体爆裂骨折基本愈合，椎管轻度狭窄。

患者出院至今一直坚持腰背肌功能锻炼。腰椎、锁骨、肋骨骨折无异常症状体征，其功能正常。

按语：此案系多发性骨折，且为腰1椎体爆裂性骨折，骨片突出椎管，是较严重的脊柱骨折，一般需进行手术治疗。这种腰椎、锁骨、肋骨多发性骨折的非手术治疗也十分有难度。鉴于患者脊髓未有明显受挫损伤的症状体征，我们未采用手术治疗方案。对于锁骨骨折的复位，我们采用了仰卧位垫枕法、多次手法整复的方法。最后证明治疗是十分成功的，效果是令人满意的。多次手法整复的方法顾全了患者肋骨骨折和腰椎骨折的治疗。

重要的是，对腰椎爆裂性骨折的治疗，我们采用分步不加大损伤的垫枕法、功能锻炼法等方法进行治疗。对患者伤后的手法整复，患者积极主动的腰背肌功能锻炼，以及出院后患者长期坚持的功能锻炼，是本案多发性骨折治疗能取得成功的关键所在。

医案13　颈椎压缩性骨折案

陈某，女，63岁，农民。现病史：2022年8月13日下午5：30，患者在家中摘荔枝从5米高树上摔下，家属诉其伤时颈背触地呈过伸位受伤。当即被送往本市镇区医院急诊就诊，予对症处理后颈部头痛症状未见明显改善，遂转至中山市某综合三甲医院急诊。X线检查显示颈5椎体压缩性骨折。专科检查：患者颈僵、疼痛，颈5棘突和棘旁有明显压痛，颈屈伸、旋转功能明显受限，双上肢手指未见明显异常症状和体征。X线片检查显示：颈5椎体呈楔形变，压缩约1/3，生理曲度轻度反弓。

诊断：急性颈5椎体压缩性骨折。

治疗：

（1）手法治疗。采用解痉止痛手法治疗。医师掐、推压枕骨缘和肩胛内上角区筋腱附着处，再用手法捏、提拿颈、肩、背部筋肉。指针天柱、风池、膈俞、曲池、合谷、太冲等穴。提拿肩三对、跟腱。手法配合舒经活络酊进行。

（2）牵引。在颌枕带颈屈15°位行间断性牵引，牵引重量6kg，时间40分钟左右，隔日治疗一次。颈围固定于颈后伸30°位。

（3）用药。遵医嘱内服三七散瘀口服液、培元壮骨片。

二诊：患者伤后1周，吴教授采用颈椎骨折整复手法治疗。患者取坐姿，医者用一只手的手和肘勾持住患者颌枕部行牵引；另一只手的拇指、食指持住患者颈5棘突向前用力推挤，做颈椎后伸手法，以整复矫正颈椎骨折后弓畸形。最后再行理筋手法。用药内服三七散瘀口服液、培元壮骨片。嘱患者积极配合做颈背肌的功能锻炼，如双手抱颈后伸练习，耸肩挺胸抬头练习，仰卧位在垫枕下双肘支撑床上做颈后伸及旋转的练习。逐渐加大活动量。2个月内不做屈颈活动，颈围继续固定。

经以上方法治疗1个月后，患者颈屈伸旋转功能恢复正常。患者因伤病未痊愈就过早参加农活，低头劳作频繁，颈部用力活动过多，因而时有疼痛。门诊复诊时X线检查显示，其颈生理曲度变直。患者自诉练功过多后颈部肌肉疼痛，其余均正常。

按语：此案例患者系单纯性椎体压缩性骨折，为稳定性脊柱骨折，故在治疗时，医者主要采用颈后垫枕法，配合手法按摩和颈背肌医疗体操等治疗。类似病例应尽早进行整复手法。本例整复是医者在一手勾住患者颌枕牵引下，另一手拇指、食指推顶后突之棘突复位，恢复其生理曲度；颈围固定至颈后伸30°位；2个月内不做颈部过屈活动；早期进行积极主动的颈背肌和颈脊柱的功能锻炼，这些都是该案例取得显著疗效的重要因素。

医案14　寰枢椎半脱位案

张某，男，7岁，中山市某镇某村儿童。初诊时间：2024年3月

5日。现病史：患儿18天前患小儿肺炎，晨起出现头颈歪斜，在当地找人"端颈"后加重。在中山市某医院经CT检查诊断为：肺炎；颈1、颈2半脱位。后来我院诊治。专科检查：患儿头颈向前歪斜（头向右，下颌向左），颈部肌肉痉挛。颈2棘突向右偏歪，有压痛。头向左旋转可活动，向右旋转时有明显的功能障碍；头不能向后仰，前屈较好。双上肢不麻。体温、血常规等正常。X线片检查显示：侧位片寰齿间隙约8mm，寰枢椎棘突间隙加大呈喇叭状，上颈段曲度反弓。正位片齿状突向左旋转，寰齿间隙不等宽。

诊断：寰枢椎半脱位。

治疗：

（1）牵引。自制颌枕带屈颈约20°位牵引，牵引重量4～5kg，抬高床头，嘱患儿可在牵引下做头旋转活动。

（2）手法治疗（清宫正骨手法）。患儿牵引3天后，吴教授行手法为其做颈枕部筋肉解痉手法按摩，并用拇指推挤颈2偏歪棘突，同时做头向右侧旋转的整复手法；再一手勾住患儿颌枕部行牵引，另一手用拇指、食指向前推挤颈2棘突，做头后伸的整复手法，以矫正患儿寰枢椎的前脱位。

（3）整复手法后，继续颌枕带颈椎伸直位牵引。整复手法隔2天做一次，共做三次；颈部解痉止痛手法每天做一次。患儿在颈围颈后伸位固定下下床活动。

经以上治法1周后，患儿头颈功能明显恢复。继续行颌枕带牵引，鼓励患儿做轻柔旋转颈和耸肩等功能锻炼。

患儿共住院2周，颈后伸、旋转功能恢复，无歪斜畸形。经X线片复查：环齿间隙正常。患儿出院。

嘱患儿出院1个月内，继续在颈围颈后伸位固定下活动，不宜做颈过度前屈活动。若有异常，随时复诊。

按语：此案例系小儿肺炎后突然发生头颈歪斜畸形、疼痛，属自发性寰枢椎半脱位案例。因患儿又被当地人"端颈"，致伤情加重。经CT和X线片检查，寰齿间隙达8mm，是很严重和危险的病例。患儿病程达18天，颈部筋肉症状较重。故在治疗时，先不宜做手法整复，只做解痉止痛按摩手法和颈屈位牵引等治疗。牵引3天后，吴教授根据患儿颈部筋肉痉挛情况，采用了手法整复旋转和前脱位整复。对此类案例，不宜一次猛力整复，而是行多次手法配合牵引、垫枕、功能锻炼等治疗，因此获得了良效。需指出的是，整复手法必须在患者体温、血象等都正常的情况下才能进行。

医案15 颈椎骨折案

殷某，女，28岁。现病史：患者骑电动车跌倒致颈部疼痛肿胀、活动受限，转侧头颈部时疼痛加重，无四肢乏力，无肢体躯干麻木，纳眠可，二便调，舌淡红，苔薄白，脉弦涩。颈椎CT及MRI提示颈3椎体骨折。

诊断：颈椎骨折。

证型：气滞血瘀证。

治法：理气化瘀，消肿止痛。

方药：复元活血汤加减。

组成：柴胡15g，天花粉10g，当归10g，红花5g，大枣15g，甘草5g，大黄15g，桃仁15g。

上方，800mL水煎至200mL，饭后温服，1日1剂，共7剂。

颈部外敷我院院内制剂桃花膏以消肿止痛。

二诊：颈痛已减六分，颈项部见瘀斑，颈部维持颈托制动。近四五日常发作头晕，眼前发黑状，无天旋地转，疲惫乏力。舌淡红，苔薄白，脉弦细。治以补中益气、活血化瘀通络之法，方拟息晕方加减：黄芪20g，丹参20g，葛根30g，酸枣仁10g，白芍10g，天麻10g，川芎10g，白术10g，红花10g，五味子10g，柏子仁10g，白芷10g，延胡索10g，党参10g，炙甘草5g。14剂。

三诊：头晕症状消失。颈痛本已好转，1周前偶感风寒后颈痛反复，自觉颈部肌肉有牵扯紧张感。治以祛风散寒，通络止痛，予桂枝加葛根汤加减：桂枝10g，葛根30g，白芍10g，生姜10g，大枣15g，炙甘草5g。7剂。

按语：外伤损及气血，气滞血凝，阻滞脉络，不通则痛，故见颈部疼痛；血脉破裂，血不循经，溢于脉外，滞于肌腠，故见肿胀；

筋骨不连，骨质断裂，筋骨不利，故见活动受限。骨折早期辨证属气滞血瘀证，予复元活血汤加减，方中重用酒制大黄荡涤败血、导瘀下行、推陈致新，柴胡疏肝行气，可引导诸药入肝经走两胁，二者合用，一升一降，共为君药；桃仁、红花活血祛瘀、消肿止痛，同为臣药；当归补血活血，天花粉清热消肿，俱为佐药；甘草缓急止痛，调和诸药，是为使药。

二诊常发作头晕，舌淡红，苔薄白，脉弦细，属气虚血瘀之象，概以损伤血脉，血溢脉外，且因早期颈痛较甚以致不思饮食，生化乏源。故治以息晕方。方中以黄芪、丹参为君药，可起到补中益气、活血化瘀通络之效。葛根、白芷为阳明经药，共奏祛风解表、清利头目之功，同时葛根还有舒筋通络生津之作用；天麻味甘性平，归肝经，有平肝阳、息肝风之效；酸枣仁味酸质润，有宁心安神、敛阴养筋之效，柏子仁、五味子均有敛阴生津之效，三味药相配伍，起到养心生津安神之功；川芎为"血中气药"，其上可升清止痛，下可养血调经；白术补气健脾；红花活血通经、祛瘀止痛；党参、白芍有益气补血、调和营卫之功，以上诸药共为臣药。延胡索为治一身上下诸痛之要药，为佐药。炙甘草甘温益气，既可使补中益气之力更强，又可调和诸药，为使药。诸药合用，共奏补气活血通络、化斑降脂、宁心安神之功效。

三诊时患者外伤颈痛本已减大半，然而起居不慎偶感风寒，旧患未已，又添新疾。风邪上受，寒主收引，颈部筋脉拘急挛缩而作痛，遂以桂枝加葛根汤加减以祛风散寒，通络止痛。方中葛根以解肌止痛之功效为君，配以桂枝解表，解肌散寒；白芍养阴，生姜温中散寒，二药配伍，使表邪解而不伤阴，寒散而不伤正；大枣、炙甘草为使药，调和诸药。全方共奏祛风散寒、通络止痛之功。

由此观之，治病不拘泥于一方，有时同病异方，有时同方异病，方随法变，法随证变。

医案 16　腰椎压缩性骨折案

宋某，女，30岁。现病史：高处坠落致腰痛、活动受限2天，卧床休息时疼痛明显减轻，起床活动则腰痛加重，夜间疼痛较甚，无下肢痹痛乏力，纳眠可，二便调，舌淡，苔白，脉弦细。查体腰4棘突处压痛、叩击痛明显。腰椎CT及MRI提示腰4椎体压缩性骨折伴右侧横突骨折，椎体丢失约1/3高度。

诊断：腰椎骨折。

证型：气滞血瘀证。

治法：理气化瘀，消肿止痛。

方药：复元活血汤加减。

组成：柴胡15g，天花粉10g，当归10g，红花5g，大枣15g，甘草5g，大黄15g，桃仁15g。

上方，800mL水煎至200mL，饭后温服，1日1剂。共14剂。

腰椎骨折予以牵引过伸按压法进行手法整复。腰部外敷我院院内制剂桃花膏消肿止痛。

二诊：腰痛减半，但腰部有酸胀感，下肢困重，伴口干口苦，小便偏黄，且近2日痛风发作、右足部红肿热痛，追问起居饮食，诉近日吃烧烤较多。舌红，苔黄腻，脉滑。治以清热利湿，通络止痛，方拟清热利湿胶囊加减。黄柏15g，苍术10g，川牛膝10g，木瓜15g，薏苡仁15g，茯苓10g，千斤拔15g，两面针10g，忍冬藤30g。上方以水800mL煎至200mL，温服，1日1剂。复煎用以泡足。

三诊：腰痛隐隐，原有疼痛已缓解大半，右足已无红肿热痛，腰膝酸软乏力，偶发下肢抽筋，舌淡，苔白，脉弦细。查体显示腰部活动度较前明显改善，压痛、叩击痛减轻。复查DR腰椎正侧位片提示腰椎高度较前恢复。辨证属肝肾阴虚证。以补益肝肾、强腰健骨为法，予六味地黄汤加减。熟地黄15g，山药15g，山茱萸15g，茯苓15g，牡丹皮15g，泽泻15g，骨碎补15g，续断15g，淫羊藿15g。上方以水800mL煎至200mL，温服，1日1剂。

按语：屈曲型腰椎骨折可用牵引过伸按压法进行复位：患者俯卧硬板床，两手抓住床头，一助手立于患者头侧，两手把持腋窝处，另一助手立于远侧，双手握双踝，逐渐进行牵引。在牵引基础上，将下肢徐徐提起，使脊柱呈过伸位，充分牵引后肌肉松弛，椎间隙及前纵韧带拉开。术者双手重叠，压于骨折后突部位，用力下压，借助前纵韧带的伸张力，将压缩的椎体拉开，后突得以复位。复位后患者仰卧硬板床，骨折部置软枕，垫枕逐渐加厚，使脊柱过伸。配合练功疗法。对于伸直型骨折，应避免脊柱后伸，根据需要将脊柱安置于伸直或略屈曲位。

二诊时以清热利湿为法，清热利湿胶囊由四妙散化裁而来，方中黄柏、木瓜、苍术、薏苡仁、两面针清热利湿；川牛膝活血化瘀，引药下行；茯苓健脾利湿，忍冬藤行气通络以舒畅气机，千斤拔通络止痛。全方共奏清利湿热、消痹止痛之功。

三诊中的六味地黄汤出自《小儿药证直诀》，方中六味合用，重用熟地黄为君药，填精益髓，滋补阴精。臣以山茱萸补养肝肾，并能涩精；山药双补脾肾，既补肾固精，又补脾以助后天生化之源。君臣相伍，补肝脾肾，即所谓"三阴并补"。然熟地黄用量独重，而以滋补肾之阴精为主。凡补肾精之法，必当泄其"浊"，方可存其"清"，而使阴精得补。且肾为水火之宅，肾虚则水泛，阴虚而火动。故佐以泽泻利湿泄浊，并防熟地黄之滋腻；牡丹皮清泄相火，并制山茱萸之温涩；茯苓健脾渗湿，配山药补脾而助健运。三补三泻，其中补药用量重于"泻药"，是以补为主，肝脾肾三阴并补，以补肾阴为主。阴虚火旺证明显者，可加知母、黄柏；疼痛明显者，可加桑寄生补肾壮骨。

医案 17　腰椎骨折伴神经损伤案

陈某，女，52岁。现病史：因高处坠落致腰部疼痛伴双下肢乏力至我院住院治疗，行腰椎磁共振检查示L3爆裂性骨折并骨折块椎管内占位，我院行腰椎后路切开骨折复位减压内固定、植骨融合术。术程顺利，术后2个月仍觉双下肢乏力，遂至我院门诊就诊。初诊症见：精神倦怠，面色欠荣润，偶有腰痛，双下肢乏力，需借助拐杖行走，胃纳稍差，食欲一般，大便稍溏，两日一解，小便正常，舌淡，苔薄白，脉沉细。查体：双上肢肌力5级，肌张力正常；双下肢肌力3级、肌张力正常；生理反射存在、病理反射未引出；ASIA运动功能评分85分，ASIA感觉功能评分220分，FIM评分122分。辅助检查：复查腰椎CT及MRI见脊髓压迫已解除，内植物固定在位无松弛。

西医诊断：腰椎骨折伴神经损伤。

中医诊断：痿证。

证型：脾胃虚弱证。

方药：龙芪强肌饮加减。

组成：五指毛桃100g，黄芪30g，人参15g，白术20g，茯苓20g，陈皮10g，千斤拔15g，牛大力15g，当归10g，柴胡10g，升麻10g，炙甘草20g，牛膝10g，砂仁10g。

上方，400mL水煎至200mL，共14剂，1日1剂，分2次早晚饭后温服。

二诊：精神可，面色荣润，无明显腰痛，双下肢乏力改善，仍需借助拐杖行走但自觉力量有所加强，胃纳可，食欲一般，大便调，两日一解，小便正常，舌淡，苔薄白，脉沉细。中药守前方，继续用1个月。

按语：四诊合参，患者属脊髓损伤后脾胃虚弱，当治以健脾益气，强筋生肌，恢复一身之气中焦斡旋、左升右降的正常运动模式。重用五指毛桃、黄芪、人参大补中气，使中州枢纽动力充足，配以白术、茯苓、陈皮、砂仁健脾使脾运如常；柴胡、升麻顺肝木之升发，当归主守以制肝气升发太过；千斤拔、牛大力强腰健肾以助肾气，牛膝善引诸药下行助右路沉降；甘草补中益气且调和诸药，使中轴转动有力，四维沉降有度。若下肢麻木症状明显，为瘀血阻滞经脉日久，不通则痛，此时仅靠补益脾胃通常难以奏效，酌加地龙、蜈蚣、全蝎等虫类药活血通络止痛，临床用之多有立竿见影之效。

第四节　骨肿瘤类疾病

骨肿瘤是发生于骨骼（软骨、骨膜、骨髓等）或其附属组织（肌肉、血管、神经、淋巴管）的肿瘤。骨肿瘤因其来源不同，分为原发性和继发性两种。骨肿瘤有良性恶性之分，良性骨肿瘤多为原发，病程长，易根治，预后佳；恶性肿瘤，病程短，发展快，预后不佳，死亡率高，至今尚无满意的治疗方法。还有一类在临床上被称为肿瘤样病变。肿瘤样病变的组织不具有肿瘤细胞形态的特点，但其生态和行为都具有肿瘤的破坏性，一般较局限，易根治。

中医学对骨肿瘤的认识自《黄帝内经》即有，《灵枢·刺节真邪》有"以手按之坚，有所结，深中骨，气因于骨，骨与气并，日以益大，则为骨瘤……"的记载。之后，历代医家从不同的侧面对本病的认识和治法做了进一步的探索和补充，使得对本病的认识逐渐加深。隋代巢元方在《诸病源候论》中载："石痈者……其肿结确实，至牢有根……坚如石，故谓之石痈也。"唐代孙思邈在其所著《备急千金要方》中已将瘤分类记载，分为瘿瘤、骨瘤、脂瘤、石瘤、脓瘤、血瘤及息肉7种类型，此为较早的关于肿瘤分类的记载。

【病因与发病机制】

中医学认为，骨肿瘤的发生主要是因肾气不足、阴阳失调、脏腑经络功能紊乱，以致寒湿毒邪乘虚而入，气血瘀滞，蕴于骨骼而成。吴教授认为本病临床多见正虚邪侵、气滞血瘀、痰湿凝聚、肾虚精亏等证。

【临床表现】

骨肿瘤早期往往无明显的症状，即使有轻微的症状也容易被忽略。随着疾病的发展，可以出现一系列的症状和体征，其中尤以局部的症状和体征更为突出。具体的临床表现因疾病的性质、部位及发病的阶段不同而有较大的差异。

1. 疼痛

疼痛是骨肿瘤早期主要症状，开始时疼痛较轻，多呈间歇性，随病情进展疼痛可逐渐加重，多数患者在夜间疼痛加剧。

2. 肿胀或肿块

位于骨肿瘤骨膜下或表浅的肿瘤出现较早，可触及骨膨胀变形，如肿瘤穿破到骨外，可产生大小不等、固定的软组织肿块，并常于短期内形成较大的肿块。

3. 功能障碍

后期因疼痛肿胀而患部功能出现障碍，可伴有相应部位肌肉萎缩。

4. 畸形

因肿瘤影响肢体骨骼的发育及坚固性而合并畸形，以下肢明显。

5. 病理性骨折

肿瘤部位只要有轻微外力就易引起骨折，骨折部位肿胀疼痛剧烈，脊椎病理性骨折常合并截瘫。

【诊断依据】

除上述症状体征外，X线检查是骨肿瘤重要的检查方法，它可对骨肿瘤性质、种类、范围及治疗方案的确定提供影像学支持。但是骨肿瘤的X线表现并不是恒定不变的，必须结合患者的临床表现和病理检查，才能做出准确诊断。良性骨肿瘤形态规则，与周围正常组织界限清楚，以硬化边为界，骨皮质保持完整；恶性肿瘤的影像不规则，边缘模糊不清，溶骨现象较明显，骨质破坏、变薄、断裂、缺失。

此外，还有其他多种辅助检查。

1. 病理检查

病理检查被认为是一种准确率最高的诊断方法，但如取材部位肿胀，也能造成诊断上的失误，所以病理检查尚需结合临床及X线检查。常用取材及检查方法有针吸活检、切开活检、冰冻切片、石蜡切片等。

2. 放射性核素碘骨扫描

可以在普通X线片上未有阳性改变时即显示原发性、继发性肿瘤的存在，可用于骨转移瘤的早期诊断。

3. CT与MRI检查

发生在骨盆、脊柱等部位的肿瘤，普通X线片不能很好显示时，CT、MRI与ECT等新型显像技术可以帮助判明肿瘤的部位和范围，能较早发现病变组织，准确率高。

4. 实验室检查

某些肿瘤的诊断中，其具有一定的帮助，如成骨肉瘤患者，碱性磷酸酶可以增高；棕色瘤患者有血钙、血磷异常，血沉加快等。

5. B超检查

B超检查主要对软组织肿瘤具有一定的诊断意义。

总之，本病的诊断主要依据临床症状及放射线检查，对于难以确诊者病理检查具有决定性意义，但应注意取材部位要恰当。

【治疗原则】

中医中药在针对骨肿瘤的治疗时，多以辨证与辨病相结合，注重肿瘤发展演变过程中的正邪消长情况，扶正祛邪，攻补兼施。但由于肿瘤恶性程度较高，有的早期即可发生转移，因而造成本病的治愈率低及预后不良。中医药的治疗，能使患者增强体质，提高机体免疫力，调节脏腑气血功能，从而起到改善临床症状、延长生存期、提高生存质量的作用，并能减轻化疗、放疗后的不良反应。

骨肿瘤早期，以攻邪为主；中期脏腑受损，则当攻补兼施；后期则以扶固正气、减缓病痛为要。中医学认为骨的健康与否直接关联到生命的长短。肝主疏泄，性喜条达。情绪管理对肝的影响很大，间接影响到骨髓的健康。

此外，《素问·宣明五气》也提出"肾主骨"，凸显了肾与骨的密切关系，治疗骨病不能忽视对肾的调理。

正虚邪侵：正虚体弱，腠理不密，脏腑脆弱，气虚血亏，气血不和，结聚成瘤。治宜扶正祛邪，处方可选用八珍汤、十全大补丸加减。

气滞血瘀：气血运行不畅，长期瘀阻会形成痰结和毒瘤，影响骨髓，导致骨质病变。治以行气活血化瘀，处方可选用桃红四物汤加减。

痰湿凝聚：痰湿蕴结，运化失调，结聚成瘤。治宜化痰利湿、软坚散结，处方可选参苓白术散合南星、生半夏加减。

肾虚精亏：先天禀赋不足或秉承遗传，肾气精血俱衰，不以荣骨，骨瘤乃发。治以温补肾气，处方可选肾气丸加减。

情志内伤：情绪波动，尤其是忧郁、愤怒，影响肝气的调畅，进而影响骨髓的健康。治以疏肝解郁，调畅气机，处方可选柴胡疏肝散加减。

除以上方药外，亦可选用如灵芝、鳖甲、山慈菇、白花蛇舌草、半枝莲、三棱、莪术，对骨肿瘤具有一定的治疗作用。临床上患者的症状、病因、病机虽有相同之处，但仍需辨证论治，因人制宜，结合患者自身情况给予方药，方可有益于患者。

医案1　股骨骨肉瘤案

李某，男，52岁。因右腿骨痛1年，近期加重就诊。患者1年前无明显诱因出现右腿骨痛，初起疼痛轻微，未予重视。近3个月来疼痛加重，夜间明显，伴有间歇性骨肿胀感。X线检查发现右股骨近端有不规则骨质增生及破坏。刻下症：面色苍白，形体消瘦。语声低弱。疼痛时有酸楚感，偶有发热，夜间疼痛加重。脉细弱，舌质淡红，舌苔白。

西医诊断：股骨骨肉瘤。

中医诊断：骨瘤。

证型：气血两虚、肾精不足证。

治法：补肾益精，活血化瘀，强筋健骨。

方药：独活寄生汤加减。

处方：独活10g，桑寄生10g，细辛3g，秦艽15g，防风10g，肉桂10g，牛膝10g，杜仲10g，熟地黄10g，当归10g，川芎10g，炒白芍15g，党参15g，茯苓15g，千斤拔15g，牛大力15g。

上方首次以水800mL煎至100mL，再以水600mL煎至50mL，两次药液相混后平分两份，分早晚温服。配以温针灸治疗，每日1次，连续30天。

二诊（1个月后）：患者自述疼痛减轻，肿胀感消失，继续调整方剂，在原方基础上，加补血之阿胶10g，继续服用15天。

三诊（3个月后）：症状明显好转，X线显示骨质破坏程度减轻，继续服用中药巩固疗效。

按语：《素问·脉要精微论》载，"骨者髓之府"，强调了肾藏精生髓、髓能充骨的重要性。肾主骨生髓，本病案通过补肾以补骨，符合中医经典理论。治疗中采用独活寄生汤，符合《伤寒论》中对治疗骨痛的指导，即通过补肾、活血来达到滋养骨髓、强化骨质的目的。李某的治疗反映了中医在处理骨骼疾病时，对症下药、标本兼治的原则。通过补肾益精与活血化瘀的方法，实现了症状的缓解和病因的根本治疗。

医案2　股骨骨肉瘤案

张某，男，53岁。因左腿骨痛，行动不便，持续6个月就诊。通过MRI和X线检查确认，西医诊断为左股骨近端骨肉瘤。刻下症：左腿骨痛，呈刺痛，痛有定处，行走不便，腰膝酸软，舌暗红，苔薄白，脉沉细涩。

西医诊断：股骨骨肉瘤。

中医诊断：骨瘤。

证型：瘀血内阻、肾气虚弱证。

治法：活血化瘀，补肾壮骨。

方药：桃红四物汤加补肾强骨之品。

组成：炒白芍15g，川当归15g，熟地黄10g，川芎15g，桃仁10g，红花5g，杜仲10g，补骨脂10g，续断10g。

上方首次以水800mL煎至200mL，再以水600mL煎至200mL，两次药液相混后平分两份，分早晚温服。同时配合适当的推拿和针灸，如太冲、血海等穴位来促进气血流通。

经过一周期（30天）的治疗，患者左腿疼痛有明显缓解，行动逐渐改善。制订长期调理、强骨补肾中药和理疗相结合的方案。

按语：中医学认为肾主骨，生髓，骨肉瘤患者常伴随肾气不足，肾为先天之本，肾虚则骨弱。补血活血对于治疗骨病同样重要。在本案例中，通过使用活血化瘀的药物，促进了瘀血的消散和气血的流通，有助于减轻痛感和改善患者的行动能力。在此案例的治疗中，使用杜仲、补骨脂等药物来补肾壮骨，是基于"肾主骨"的理念，以强化骨骼为根本治理方法。补肾与活血的双重作用，使得治疗效果更加全面。

医案3　股骨骨软骨肉瘤案

赵某，男，50岁。因左大腿持续疼痛3个月，活动受限，夜间疼痛加重就诊。无明显既往病史，完善X线及CT提示左股骨中段异常骨质增生，骨质疏松，病理性骨折。MRI显示左股骨软骨肉瘤。术前诊断明确，患者选择进行手术治疗。患者术后症状缓解，考虑患者为中年男性，为提高患者生活质量，固护其本，考虑加中药调理。刻下症：患者面色无华，少气懒言，平素易汗出，纳少，大便黏腻。舌淡，苔薄白，脉沉细。

西医诊断：股骨骨软骨肉瘤。

中医诊断：虚劳。

证型：气血亏虚证。

治法：补气养血，健脾益气。

方药：八珍汤加减。

组成：党参15g，肉桂3g，川芎10g，熟地黄15g，茯苓15g，白术15g，五指毛桃30g，黄芪10g，当归10g，炒白芍15g，麻子仁5g，甘草5g。

上方首次以水800mL煎至100mL，再以水600mL煎至50mL，两次药液相混后平分两份，分早晚温服。同时配合针灸治疗，如足三里、关元、气海等穴位以增强正气，改善身体状态。

服用中药后，全身乏力症状有所改善，食欲逐渐恢复。长期服用中药配方3个月后，患者的全身状况明显改善，恢复正常活动。

按语：《素问·通评虚实论》中提到"精气夺则虚"，这里的虚劳概念与现代中医对虚劳的理解一致，强调气血亏虚、脏腑功能减退是虚劳的重要病机。在本病例中，患者因手术治疗，造成身体正气亏损，气血不足，从而导致全身乏力、食欲不振等虚劳症状的出现。《金匮要略·血痹虚劳病脉证并治》中提到"虚劳腰痛，少腹拘急，小便不利者，八味肾气丸主之"。这种强调补益脏腑、调和气血的理论，在现代中医治疗虚劳症状时仍然具有重要指导意义。在治疗过程中，方中的黄芪、当归、白术等具有健脾益气、补益气血的作用。通过补益气血、健脾益气的治疗方案，患者的虚劳症状得到了显著改善，食欲恢复，全身状态明显好转。这充分体现了中医在调理身体、改善症状方面的独特作用。中医治疗不仅关注身体症状，也强调整体平衡，促进正气的恢复，以达到身体健康的最终目的。

医案4 乳腺癌骨转移案

袁某，女，45岁。因胸痛，咳嗽，体重下降，近期发现多处骨痛就诊。完善相关影像学及病理检查，西医诊断为乳腺癌晚期，肺部和多处骨骼（如脊椎、骨盆）有转移。刻下症：胸痛，呈刺痛感，咳嗽咳痰，痰色黄，质黏，多处骨痛，舌质暗红，苔黄腻，脉滑数。

西医诊断：乳腺癌骨转移。

中医诊断：瘤病。

辨证：正气不足，热毒内蕴。

治法：补气养血，解毒散结。

方药：八珍汤加减。

组成：党参15g，肉桂3g，川芎10g，熟地黄15g，茯苓15g，白术15g，黄芪10g，当归10g，炒白芍15g，丹参10g，板蓝根15g，猫爪草10g。

上方首次以水800mL煎至100mL，1日1剂。

其中党参、黄芪提升正气，丹参、川芎活血化瘀，以及猫爪草、板蓝根等清热解毒，配合适当的针灸治疗，如足三里、大椎等穴位来调整气血，增强体质。治疗后患者一般症状有所改善，咳嗽减轻，骨痛缓解，体重稳定。制定长期管理和调整药物治疗计划，重点在于提高生活质量和缓解症状。

按语：《黄帝内经》中提到"正气存内，邪不可干"，此案中患者因正气亏损，邪气乘虚而入，故首当补充正气，扶正祛邪。本病例采用补气养血、活血化瘀与清热解毒相结合的方法，正是基于这一理论。对于这类多发性转移瘤疾病，尽管西医治疗是主要和必需的途径，中医辅助治疗可以在调整体质、改善症状和提高生活质量方面发挥重要作用。从病例的处理来看，患者在接受中医治疗后，各项症状均得到了一定程度的缓解，显示了中医在整体调理和辅助治疗中的优势。但对于晚期多发性转移瘤患者，中医治疗仍需与现代医学紧密结合，旨在达到最佳的治疗效果。总体来说，本病例反映了中医在处理重症肿瘤患者中，特别是在增强患者体质、减轻症状方面的独特优势。

医案5 骨髓瘤案

李某，男，52岁。因近半年来出现持续性骨痛，尤其是夜间，伴有疲劳感，体重减轻就诊。无明显慢性疾病史，不吸烟不饮酒。完善相关检查，血常规检查显示白细胞减少，血红蛋白含量降低。骨髓穿刺检查发现骨髓增生异常，诊断为骨髓瘤。刻下症：持续性骨痛，夜间为甚，自觉平素疲倦乏力，腰膝酸软，口干，舌红，舌下络脉瘀滞，苔薄白，脉沉细。

西医诊断：骨髓瘤。

中医诊断：骨髓虚劳。

证型：肾阴亏虚、瘀血内阻证。

治法：滋阴补肾，活血化瘀。

方药：六味地黄丸加减。

组成：熟地黄10g，山茱萸10g，牡丹皮10g，山药10g，茯苓15g，泽泻10g，川芎10g，鸡血藤15g。

上方首次以水800mL煎至100mL，1日1剂。

向患者强调生活方式调整的重要性，建议适量运动如太极拳，保持正常作息时间。

经过3个月的中药治疗和生活调整后，患者的骨痛症状有所减轻，贫血情况有改善。患者总体精神状态提升，体重逐渐恢复。

按语：骨髓瘤虽然在中医古籍中没有直接记载，但可以归为"骨髓虚劳"等病证。治疗上采用滋阴补肾和活血化瘀的方法，旨在从根本上调补肾精和改善血液循环，以缓解骨髓瘤患者的症状。熟地黄是典型的滋阴补肾药物，可以帮助增强骨髓生成，改善贫血症状。牡丹皮和川芎则具有很好的活血化瘀效果，可以改善微循环，减轻瘀血造成的骨痛。本案例中，通过中医的整体调理，患者的身体状况和生活质量均得到了显著改善，体现了中医在治疗慢性疾病中的独特优势和治本的理念。

医案6 膝软骨肉瘤案

张某，女，45岁。因左侧膝盖附近出现不规则肿块，质硬，时有疼痛，肿块逐渐增大就诊。既往无慢性疾病史，健康情况良好。入院完善相关辅助检查，X线检查和MRI显示膝盖区域有明显肿块，界限不清。彩超检查怀疑软骨肉瘤，显示甲状腺结节，乳腺结节。经活检确认为软骨肉瘤。建议患者行手术治疗，患者拒绝，故予中药方剂进行调理。刻下症：左膝肿块疼痛，平素性格急躁，眠差，舌暗，舌下络脉瘀阻，苔白，脉弦滑。

西医诊断：膝软骨肉瘤。

中医诊断：瘤病。

证型：肝气郁结证。

治法：疏肝解郁，化痰散结，活血化瘀。

方药：柴胡疏肝散加减。

组成：陈皮5g，柴胡10g，川芎10g，香附10g，枳壳5g，赤芍15g，炙甘草5g，桃仁10g，红花5g，海藻10g，昆布10g。

上方首次以水800mL煎至200mL，再以水600mL煎至200mL，两次药液相混后平分两份，分早晚温服。

同时建议患者舒畅情志，适当进行体力活动以促进血液循环，避免长时间同一姿势。

治疗6个月后，患者肿块生长速度有所减缓，疼痛症状得到一定缓解。患者整体精神状态较治疗前有所提升，活动能力增强。

按语：软骨肉瘤为肉瘤中的一种，其特点是肿块硬实且生长速度较快。中医中并无直接对应的病名，但可以从疏肝解郁、化痰散结、活血化瘀等法来入手治疗。海藻、昆布能够化痰软坚，桃仁、红花则能活血化瘀，配伍使用，旨在对抗肿块的生长，并尽量缓解由肿块带来的压迫和疼痛。此外，中医治疗还注重调整患者的整体状态和提高生活质量，通过改善饮食习惯和增加适度运动来维护患者的整体健康。这种综合性的治疗方法，有助于在一定程度上控制病情的发展，改善患者的生活状态。

医案7 胫骨骨样骨瘤案

李某，男，38岁。因发现右胫骨近端有硬结，伴有疼痛，局部酸胀感，影响日常行走而就诊。完善相关检查：X线检查显示右侧胫骨近端有大小约2cm的骨质增生。CT进一步确认为骨样骨瘤。考虑患者为青年男性，骨样骨瘤为良性肿瘤，且范围较小，暂不考虑手术治疗，故予中药进行治疗。刻下症：右侧胫骨有硬结，按之不散，伴局部酸胀感，喜热敷，行走受影响，每逢天气变化，上述症状更甚，舌暗，苔薄白，脉涩。

西医诊断：胫骨骨样骨瘤。

中医诊断：瘤病。

证型：风寒痹阻、气滞血瘀证。

治法：疏风散寒，活血化瘀。

方药：蠲痹方加减。

组成：当归15g，羌活15g，姜黄10g，白芍15g，黄芪5g，防风15g，甘草5g，川芎15g，血竭2g。

上方首次以水800mL煎至200mL，再以水600mL煎至200mL，两次药液相混后平分两份，分早晚温服。

加艾灸等外治法，建议患者保持温暖，避免处于潮湿和寒冷的环境中，增加温水泡脚等以改善血液循环。

经过3个月的治疗，患者局部酸胀感明显减轻，行走时舒适度提高。进一步的X线检查显示，骨瘤大小无显著变化，但患者自我感觉疼痛和不适明显减少。

按语：骨样骨瘤虽然发生癌变的可能性较小，但因其位置和大小的不同，可能会对周围组织造成压迫，引起不适。中医理论认为此类疾病多由于肝肾功能不足，导致瘀血阻滞，气血运行不畅。因此，活血化瘀、疏风散寒为主要治疗方法。中药的选择强调促进血液循环和消除瘀血，以缓解局部的压迫症状和不适。患者的生活调理同样重要，通过改变环境和生活习惯，如增加温水泡脚和保持身体温暖，有助于改善局部血液循环，从而减轻症状。整体而言，中医治疗骨样骨瘤重视调整体内环境和促进机体自然平衡，以达到减轻症状和提高生活质量的目的。

医案8 大腿纤维肉瘤案

王某，女，52岁。因左大腿内侧出现肿块，质硬，伴有疼痛，症状逐渐加重就诊。完善相关检查：超声检查发现左大腿内侧约3cm的肿块。MRI检查提示软组织肿瘤。经活检确诊为纤维肉瘤。患者拒绝行手术治疗，要求中医保守治疗。刻下症：左大腿肿块疼痛，平素自觉疲倦乏力，气短，动则汗出，汗出后恶风，舌淡，舌下脉络瘀滞，苔薄白，脉细。

西医诊断：大腿纤维肉瘤。

中医诊断：瘤病。

证型：气血两虚、瘀血阻络证。

治法：补益气血，化瘀散结。

方药：八珍汤加减。

处方：党参15g，肉桂3g，川芎10g，熟地黄15g，茯苓15g，白术15g，黄芪10g，当归10g，炒白芍15g，丹参15g，桃仁10g，鸡血藤15g。

上方首次以水800mL煎至200mL，再以水600mL煎至200mL，两次药液相混后平分两份，分早晚温服。目的在于强壮体质，促进血液循环，软化和缩小肿块。建议患者改变饮食习惯，增加高蛋白食物的摄入，同时进行适度的体育活动以提高身体抵抗力。

经过6个月治疗，患者肿块疼痛有所减轻，肿块大小略有缩小。复查MRI检查显示，肿块边缘更加清晰，质地稍软。

按语：纤维肉瘤是一种恶性肿瘤，西医治疗主要依靠手术、放疗和化疗等方法。中医治疗则是辅助性的，着重于调整体内环境，增强机体抗病能力。在本病例中，中医治疗采用补气养血和化瘀散结的方法，目的是改善气血状况，软化肿块，减轻症状。中药的选择旨在增强患者整体的生命力，促进血液循环，从而在一定程度上缓解肿块带来的不适和压迫。同时，生活方式的调整也非常关键，合理的饮食和适度的运动能够进一步支持中药治疗的效果，帮助患者提高生活质量。整体治疗策略强调通过内外兼修，达到缓解症状、提升患者生活质量的目的。

医案9　大腿纤维肉瘤案

王某，女，85岁。因右大腿出现肿块，肿块质硬，活动时疼痛明显，有时夜间也感觉疼痛就诊。影像学检查（MRI）和生物活检确诊为纤维肉瘤，且肿瘤位置与股动脉相邻，考虑患者年龄大，结合患者及家属意愿，予保守治疗。除西医治疗外，加以中医方药及特色中医治疗，从而缓解患者症状。刻下症：右大腿肿块疼痛，活动时加重，患者平素腰膝酸软，舌暗，苔薄白，脉沉。

西医诊断：大腿纤维肉瘤。

中医诊断：瘤病。

证型：肝肾不足、气滞血瘀证。

治法：补益肝肾，行气活血。

方药：肾气丸加减。

组成：熟地黄15g，山药15g，山茱萸10g，泽泻10g，茯苓15g，牡丹皮10g，桂枝5g，炮附子10g，丹参10g，桃仁10g，乳香10g，没药10g。

上方首次以水800mL煎至100mL，1日1剂，其中炮附子另煎1小时后，合方共煎。旨在活血化瘀，行气解郁，缓解疼痛。配合温和的推拿和敷贴治疗，使用含有川芎、紫草的外敷药物，促进局部血液循环，缓解疼痛。

经过6个月的中药内服和外敷治疗，患者大腿肿块疼痛减轻，肿块硬度有所下降。定期检查显示肿块生长缓慢，患者生活质量得到改善。

按语：纤维肉瘤在中医中可视为"瘤病"的一种，主要由于气血不畅，瘀血内阻所致。气机不畅可以导致血液循环受阻，长期气血不调则可形成瘤块。治疗上，强调"治病求本"，即从根本上调理气血。中医治疗纤维肉瘤强调活血化瘀和行气解郁，使用桃仁、丹参等药物能有效活血，帮助消除瘀块，乳香、没药则能行气解郁，缓解疼痛。此外，配合外用的川芎和紫草等药物可以直接作用于肿块部位，增强血液循环，有助于病变部位的恢复。整体来说，中医治疗注重调和整个身体的气血平衡，通过内服药和外敷药的结合使用，旨在改善患者的症状，提高生活质量。同时，患者的情志管理也十分重要，应保持乐观的心态，以利于病情的改善。

医案 10　多发性神经纤维瘤案

李某，男，45岁。因左手臂出现多个肿块，触感柔软，无疼痛，但近期肿块数量增多而就诊。询问家族病史，患者告知家族中有多发性神经纤维瘤病史。视诊可见左手臂皮下多个肿块。完善相关检查：MRI检查确认为多发性神经纤维瘤。基因检测显示有神经纤维瘤病Ⅰ型（Neurofibromatosis Fype Ⅰ，NF1）基因突变。考虑为良性肿瘤，结合患者自身意愿，暂不予手术治疗。刻下症：左手臂多个肿块，平素易疲倦乏力，口干，腰膝酸软，舌淡暗，苔薄白，脉沉涩。

西医诊断：多发性神经纤维瘤。

中医诊断：积证。

证型：肝肾阴虚、瘀血内阻证。

治法：滋补肝肾，活血化瘀。

方药：六味地黄丸加减。

组成：熟地黄10g，山茱萸10g，牡丹皮10g，山药10g，茯苓15g，泽泻10g，何首乌15g，鸡血藤15g，桃仁10g。

上方首次以水800mL煎至100mL，1日1剂。以滋养肝肾、改善血液循环、减轻皮下肿块为目的。建议患者避免过度劳累，保持充足睡眠，并适量进行有氧运动以增强体质。

经过3个月治疗，患者肿块增长速度有所减缓，无新的明显肿块产生。MRI检查显示肿块大小稳定，无进一步增长。

按语：神经纤维瘤虽然多为良性，但其与遗传性疾病（如神经纤维瘤病）相关联，可能影响患者的生活质量。中医治疗主要是通过调和脏腑功能，尤其是肝肾，来缓解症状和控制病情。在本病例中，通过滋阴养肝和活血化瘀的方法，旨在调节体内阴阳平衡，改善血液循环，从而减缓病证的进展。中药的配伍旨在通过补充肝肾所需的营养，改善血液状态，从而减轻或控制肿块的增长。此外，生活方式的调整也是治疗的重要部分，如避免过度劳累和保持良好的生活习惯，可以帮助患者更好地缓解其症状，提高生活质量。整体治疗策略着重于通过中医的整体调理和生活方式的改善，以达到缓解症状和控制疾病发展的目的。

医案11 大腿尤因肉瘤案

张某，女，16岁。因右大腿股骨附近出现疼痛和肿块，疼痛逐渐加剧，肿块随之增大就诊。无明显家族病史，身体素质一直较好。完善相关检查：影像学检查（MRI）显示右大腿股骨附近有肿瘤性病变。组织病理学检查确诊为尤因肉瘤。住院完善手术治疗。术后予中药调理。刻下症：术口疼痛，患者平素情绪急躁，脾气暴躁，易腹胀，食生冷之品易腹泻，纳差，眠差，大便溏，月经量少，有血块，舌暗，苔薄白，脉弦涩。

西医诊断：大腿尤因肉瘤。

中医诊断：瘤病。

证型：肝气郁结、气滞血瘀证。

治法：疏肝理气，行气活血。

方药：逍遥散加减。

组成：柴胡15g，当归15g，炒白芍15g，白术15g，茯苓15g，生姜10g，薄荷5g，炙甘草5g，熟地黄10g，桑寄生15g，虎杖10g，三七10g。

上方首次以水800mL煎至200mL，再以水600mL煎至200mL，两次药液相混后平分两份，分早晚温服。嘱患者畅情志。

经过6个月的中药治疗患者的症状得到改善。

按语: 尤因肉瘤是一种恶性程度较高的肉瘤,发病机制与《黄帝内经》中"五劳七伤"有关,尤其是"情志内伤"可导致气血运行不畅,时间长了容易形成瘀血,进而引发肿瘤。在本案中,治疗策略着重于疏肝理气、活血化瘀、补肾填精与散结消肿,用以改善局部的血液循环并提高机体的整体抗病能力。中药的选择和配伍旨在疏肝理气,强肾养肝,以期从根本上调整体质,为抗击肿瘤提供更有利的体内环境。此外,生活方式的调整和情志的调养也是不可忽视的方面,遵循"无过劳,无过静"的原则,达到阴阳平衡,有助于治疗效果的提升和生活质量的改善。

医案12 前列腺癌骨转移案

李某,男,52岁。因背部及骨盆区域持续性疼痛,夜间加剧,伴有乏力、体重下降就诊。既往史:前列腺癌手术治疗两年,近期复查发现骨转移。完善相关检查:影像学检查(正电子发射计算机体层扫描术-计算机断层扫描,PET-CT)显示多发性骨转移病灶,涉及脊柱、骨盆。血液检查显示钙离子水平偏高。患者住院行手术治疗,后予中医进行体质调理。刻下症:背部及骨盆区疼痛较前缓解,疲倦乏力,腰膝酸软,舌暗,苔薄白,脉细。

西医诊断:前列腺癌骨转移。

中医诊断:骨痹证。

证型:肾精亏虚、瘀血阻络证。

治法:温补肾阳,活血止痛。

方药:肾气丸加减。

组成:熟地黄15g,山药15g,山茱萸10g,泽泻10g,茯苓15g,牡丹皮10g,桂枝5g,炮附子10g,杜仲10g,血竭2g,乳香10g,没药10g。

上方首次以水800mL煎至100mL,1日1剂。旨在补肾强骨、活血化瘀、缓解疼痛。配合外用敷料,主要成分为川芎、蒲公英,用于散瘀止痛,提高患处局部血液循环。

经过 3 个月的中药内服和外敷治疗，患者背痛和骨盆痛有明显改善，体力逐渐恢复，体重逐步增加。

按语： 骨转移瘤在中医理论中可归纳为"骨痹"及"癌毒痹阻"，《黄帝内经》认为"肾主骨"，肾虚则骨弱，易引发骨骼问题。骨转移瘤的形成部分源于原发癌的"毒邪"，通过血络传导至骨骼，形成新的病灶。治疗上，通过内服中药调养身体，外用药物直接作用于病灶。中医在治疗骨转移瘤方面，强调调和全身，修复气血，扶正祛邪。选择杜仲、山茱萸等药物是因其能补肾强骨，而血竭、乳香、没药等具有活血化瘀、软坚散结的功效，适用于缓解肿瘤引起的疼痛和促进肿瘤部位的血液循环。此外，情志调养亦是治疗中不可忽视的一环，应避免情绪过于抑郁或焦虑，以利疾病的恢复。通过整合身心治疗，旨在达到提升生活质量和延长生存期的目标。

医案 13　胫骨骨巨细胞瘤案

患者，女，43 岁。患者 5 个月前无明显诱因出现右小腿上端疼痛，夜间疼痛加重，逐渐加剧。患者未予重视，未进行对症处理，症状反复。约 1 个月后出现局部隆起，遂到当地医院求治，未能给予明确诊断，未处置，遂于 2019 年 11 月 20 日来我院求治。行 X 线检查示：胫骨上端见一个 6cm × 6cm 溶骨性破坏，波及关节面。为求进一步诊治，门诊医生拟"右胫骨上端肿瘤"收治入院。2019 年 11 月 20 日初诊症见：患者精神不振，表情焦虑，面色萎黄，肌肤甲错，舌质暗红，苔薄白，脉弦。查体：右小腿上端胫骨前外侧肿胀，可见浅静脉曲张，触痛（+），腓骨小头触痛（+），膝关节无肿胀，浮髌试验（-），膝关节活动痛，无肢体短缩畸形。

西医诊断：右胫骨上端肿瘤。

中医诊断：骨岩。

证型：气滞血瘀证。

治法：活血化瘀，通络止痛。

方药：身痛逐瘀汤加减。

组成：秦艽 5g，川芎 10g，桃仁 10g，红花 10g，甘草 5g，羌活

5g，没药5g，当归10g，五灵脂（炒）10g，香附5g，牛膝15g，地龙（去土）15g。

煎服法：上方首次以水800mL煎至200mL，再以水500mL煎至100mL，两次药液相混后平分两份，分早晚温服，1日1剂，连服3剂。

2019年11月23日查房症见：患者精神稍振，表情稍焦虑，面色萎黄，肌肤甲错，右小腿上端仍肿痛，活动受限，腓骨小头触痛（+），膝关节无肿胀，无肢体短缩畸形。舌质暗红，苔薄白，脉弦。

11月24日行右胫骨肿瘤清除术及植骨术。术中见右侧胫骨上端后外侧有一4cm×5cm、深约5cm的骨肿瘤病灶，内容物呈鱼肉状改变，病灶波及外侧软组织及上方关节软骨，肿物留病理回报骨巨细胞瘤Ⅰ级，刮除肿瘤，取同种异体骨植入肿瘤刮除区。手术过程顺利，血管、神经无损伤。术后予消炎止痛、预防感染、活血化瘀等对症治疗，中药继续予身痛逐瘀汤加减，处方：秦艽5g，川芎10g，桃仁10g，红花10g，甘草5g，羌活5g，没药5g，当归10g，五灵脂（炒）10g，香附5g，牛膝15g，地龙（去土）15g。煎服法：上方首次以水800mL煎至200mL，再以水500mL煎至100mL，两次药液相混后平分两份，分早晚温服，1日1剂，连服3剂。

2019年11月27日查房症见：患者术口轻微疼痛，少量渗血，双下肢皮肤感觉、运动正常，二便正常，舌质淡红，苔薄白，脉弦。中药予身痛逐瘀汤加减，处方：秦艽5g，川芎10g，桃仁10g，红花10g，甘草5g，羌活5g，没药5g，当归10g，五灵脂（炒）10g，香附5g，牛膝15g，地龙（去土）15g，白术15g，薏苡仁25g，山药25g。煎服法：上方首次以水800mL煎至200mL，再以水500mL煎至100mL，两次药液相混后平分两份，分早晚温服，1日1剂，连服3剂。

2019年11月30日查房症见：患者术口稍疼痛，无明显渗出，术口处皮肤无红肿，愈合良好。舌质淡红，苔薄白，脉弦。中药继续予身痛逐瘀汤加减。处方：秦艽5g，川芎10g，桃仁10g，红花10g，甘草5g，羌活5g，没药5g，当归10g，五灵脂（炒）10g，香附5g，牛膝15g，地龙（去土）15g，党参10g，白术15g，薏苡仁25g，山药25g。煎服法：上方首次以水800mL煎至200mL，再以水500mL煎至100mL，两次药液相混后平分两份，分早晚温服，1日1剂，连服7剂。

2019年12月7日查房症见：患者术口无明显疼痛，无明显渗出，术口处皮肤无红肿，愈合良好。舌质淡红，苔薄白，脉弦。嘱拆线，出院后门诊定期复查，右下肢制动减速运动，避免剧烈运动。中药继续予身痛逐瘀汤加减。处方：秦艽5g，川芎10g，桃仁10g，红花10g，甘草5g，羌活5g，没药5g，当归10g，五灵脂（炒）10g，香附5g，牛膝15g，地龙（去土）15g，白术15g，薏苡仁25g。煎服法：上方首次以水800mL煎至200mL，再以水500mL煎至100mL，两次药液相混后平分两份，分早晚温服，1日1剂，连服7剂。

2019年12月14日门诊复诊：患者神清，精神可，术口无明显疼痛，无明显渗出，术口处皮肤无红肿，愈合良好。舌质淡红，苔薄白，脉弦，小便正常，大便难解。查体：右小腿上端胫骨无肿胀，可见浅静脉轻微曲张，无触痛，腓骨小头无触痛，膝关节无肿胀，浮髌试验（-），膝关节活动未见明显疼痛，无肢体短缩畸形。中药予身痛逐瘀汤加减。处方：秦艽5g，川芎10g，桃仁10g，红花10g，甘草5g，羌活5g，没药5g，当归10g，五灵脂（炒）10g，香附5g，牛膝15g，地龙（去土）15g，白术15g，薏苡仁25g，火麻仁10g。煎服法：上方首次以水800mL煎至200mL，再以水500mL煎至100mL，两次药液相混后平分两份，分早晚温服，1日1剂，连服5剂。

按语： 外邪乘虚而入，气滞血瘀于小腿上部，故局部肿胀疼痛；日久下肢肌肤筋脉失于津液濡养，故肌肤甲错；舌质暗红，苔薄白，脉弦均为气滞血瘀之征象。骨岩应与骨痨相鉴别，后者局部为溶骨性破坏、寒性包块，可有瘘道形成、低热、盗汗等症状，而前者疼痛剧烈，夜间加剧，日久肌肤失于濡养而致失荣，X线检查显示为骨质破坏，骨膜反应呈日光放射状或三角状。该病为气滞血瘀所致，若不及时治疗，日久筋脉肌肉失于濡养，而致失荣，预后差。若及时将患肢截除，预后良好。此属气滞血瘀之骨岩实证，应以活血化瘀为法。身痛逐瘀汤具有活血化瘀、通络止痛的功效。方中红花活血养血、散瘀通经、止痛，牛膝补肝肾、强筋骨、活血化瘀，为君药；地龙活血祛瘀、疏通经络，当归活血化瘀、调经，为臣药；桃仁活血祛瘀，没药活血止痛、祛瘀，五灵脂散瘀止痛、疏通经脉，香附疏肝理气、调经止痛，秦艽祛湿、止痹痛，羌活祛湿止痛，川芎活血化瘀、行气止痛，为佐药；甘草益气复脉，调和诸药，为使药。诸药合用，共达行气逐瘀通经、益气通络止痛之功。

医案 14　股骨骨囊肿案

患者，男，53岁。该患者2年前无明显诱因出现左膝关节疼痛伴活动受限，活动幅度小，不敢轻易下蹲。患者未予重视，未进行对症处理，症状反复。约1周前无明显诱因上述症状逐渐加重，遂于2020年1月20日来我院求治。行X线检查示：左股骨远端可见一个3cm×3cm椭圆形低密度区。CT示：左股骨远端有一膨胀性透亮区，边界清楚，未见周边骨破损。为求进一步诊治，门诊医生拟"左股骨骨囊肿"收入住院。初诊症见：患者精神不振，表情痛苦，舌质暗，苔薄白，脉沉细，二便调。查体：左浮髌试验（+），左膝关节屈伸不利，活动受限，左膝髌骨上广泛压痛（+），以膝关节外侧间隙为重，骨研磨试验（-）。

西医诊断：左股骨远端骨囊肿。

中医诊断：骨岩。

证型：肝肾亏虚证。

治法：滋补肝肾，通络止痛。

方药：独活寄生汤加减。

组成：党参20g，当归20g，桑寄生15g，熟地黄15g，牛膝15g，独活10g，杜仲10g，茯苓10g，防风10g，白芍10g，肉桂10g，川芎10g，土鳖虫5g，醋乳香5g，甘草5g，细辛5g。

煎服法：上方首次以水800mL煎至200mL，再以水500mL煎至100mL，两次药液相混后平分两份，分早晚温服，1日1剂，连服3剂。

2020年1月23日查房症见：患者精神不振，表情痛苦，舌质暗，苔薄白，脉沉细，二便调。左膝部疼痛，活动受限。

1月24日行左股骨远端肿瘤清除术及植骨术。术中见左股骨远端有一个3cm×4cm、深约3cm的骨肿瘤病灶，予刮除，取同种异体骨植入肿瘤刮除区，手术过程顺利，血管、神经无损伤。术后予消炎止痛、预防感染、活血化瘀等对症治疗，中药继续独活寄生汤加减，处方：党参20g，当归20g，桑寄生15g，熟地黄15g，牛膝15g，独活10g，杜仲10g，茯苓10g，防风10g，白芍10g，肉桂10g，川芎10g，土鳖虫5g，醋乳香5g，甘草5g，细辛5g。煎服法：上方首次以水800mL煎至200mL，再以水500mL煎至100mL，两次药液相混后平分两份，分早晚温服，1日1剂，连服3剂。

2020年1月27日查房症见：患者术口轻微疼痛，少量渗血，左膝部疼痛较术前缓解，双下肢皮肤感觉、运动正常，纳差，二便正常，舌质暗，苔薄白，脉沉细。中药予独活寄生汤加减，处方：党参20g，当归20g，桑寄生15g，熟地黄15g，牛膝15g，独活10g，杜仲10g，茯苓10g，防风10g，白芍10g，肉桂10g，川芎10g，醋乳香5g，甘草5g，白术15g，薏苡仁25g。煎服法：上方首次以水800mL煎至200mL，再以水500mL煎至100mL，两次药液相混后平分两份，分早晚温服，1日1剂，连服3剂。

2020年1月30日查房症见：患者术口稍疼痛，无明显渗出，术口处皮肤无红肿，愈合良好。稍纳差，舌质淡红，苔薄白，脉沉。中药继续予独活寄生汤加减，处方：党参20g，当归20g，桑寄生15g，熟地黄15g，牛膝15g，独活10g，杜仲10g，茯苓10g，防风10g，白芍10g，肉桂10g，川芎10g，醋乳香5g，甘草5g，白术15g，薏苡仁25g，山药25g。煎服法：上方首次以水800mL煎至200mL，再以水500mL煎至100mL，两次药液相混后平分两份，分早晚温服，1日1剂，连服7剂。

2020年2月7日查房症见：患者术口无明显疼痛，无明显渗出，术口处皮肤无红肿，愈合良好。舌质淡红，苔薄白，脉沉。嘱拆线，出院后门诊定期复查，左下肢制动减速运动，避免剧烈运动。中药继续予独活寄生汤加减，处方：党参20g，当归20g，桑寄生15g，熟地黄15g，牛膝15g，独活10g，杜仲10g，茯苓10g，防风10g，白芍10g，肉桂10g，川芎10g，土鳖虫5g，醋乳香5g，甘草5g，细辛5g。煎服法：上方首次以水800mL煎至200mL，再以水500mL煎至

100mL，两次药液相混后平分两份，分早晚温服，1日1剂，连服7剂。

2020年2月14日门诊复诊：患者神清，精神可，术口无明显疼痛，无明显渗出，术口处皮肤无红肿，愈合良好。舌质淡红，苔薄白，脉弦，小便正常，大便难解。查体：左浮髌试验（－），左膝关节稍屈伸不利，活动稍受限，左膝髌骨上轻微压痛，骨研磨试验（－）。中药予独活寄生汤加减，处方：党参20g，当归20g，桑寄生15g，熟地黄15g，牛膝15g，独活10g，杜仲10g，茯苓10g，防风10g，白芍10g，肉桂10g，川芎10g，土鳖虫5g，醋乳香5g，甘草5g，细辛5g。煎服法：上方首次以水800mL煎至200mL，再以水500mL煎至100mL，两次药液相混后平分两份，分早晚温服，1日1剂，连服5剂。

按语：明代薛己《外科枢要·卷三》载：若劳伤肾水，不能荣骨而为肿者，其自骨肿起，按之坚硬，名曰骨瘤。先天禀赋不足，不养骨，或秉承遗传，易生骨肿瘤；女子七七，任脉虚，男子八八，天癸竭，肾虚精亏，营卫失调，气血不和，肾气精血俱衰，不以荣骨，复感外邪，骨瘤乃发。骨岩应与附骨疽相鉴别，后者局部热痛、红肿、皮肤微热、漫肿、跳痛，可有窦道形成，全身症状多有发热、头痛、厌食。而前者静止痛，夜间加重，病理检查可进一步确诊。该病属虚证，为肝肾亏虚之骨岩，若日久不治，可致骨折，若及时确诊，行手术治疗预后佳。骨囊肿多发生于30岁以下人群，儿童发病多见，大多是发生病理骨折后才被发现，常发于长管状骨干骺端，最常见的是股骨、肱骨上端；其次为胫骨近端、股骨下端，其他如腓骨、尺骨、桡骨、跟骨、距骨、髂骨等也可发病。目前，多倾向于手术治疗、刮除、植骨、成段换骨。

独活寄生汤首载于《备急千金要方》，主要治疗久痹气血不足、肝肾亏虚之证，具有祛风湿、止痹痛、益气血、补肝肾之功。此类患者症见腰膝疼痛，肢节屈伸不利，或麻木，畏寒喜暖，心悸气短，舌淡，苔白，脉弱或沉。方中独活与桑寄生为君药，可祛风胜湿，补益肝肾。防风祛风胜湿；杜仲、牛膝助桑寄生补益肝肾；细辛搜剔阴经风寒之邪；肉桂温经散寒，通利血脉；当归、川芎、熟地黄、白芍合用,有气血双补之功;土鳖虫破血逐瘀;乳香活血行气,消肿止痛。以上共为臣药。党参、茯苓健脾益气,为佐药。甘草调和诸药,防土鳖虫、乳香碍胃,为使药。诸药配伍,共奏祛湿止痛、益气血、补肝肾之功。

医案15 腕部腱鞘囊肿案

患者,女,47岁。1年前患者偶然发现右腕部有一个肿物,质软,可活动,无压痛,皮色皮温正常,肿块逐渐增大。今为求进一步诊治,遂来我院门诊就诊。2020年1月13日初诊症见:患者神识清,精神可,右腕部可见肿物,二便调,舌质暗,苔薄白,脉弦。查体:右腕部可及约4cm×4cm×5cm的肿物,质软,可活动,无压痛,皮色皮温正常。

西医诊断:右腕部腱鞘囊肿。

中医诊断:瘤病。

证型:气滞血瘀证。

治法:活血化瘀,行气止痛。

方药:桃红四物汤加减。

组成:桃仁10g,红花10g,白芍10g,川芎10g,生地黄10g,当归10g。

煎服法:上方首次以水800mL煎至200mL,再以水600mL煎至200mL,两次药液相混后平分两份,分早晚温服,1日1剂,连服3剂。

二诊(2020年1月16日)症见:患者神识清,精神可,右腕部可见肿物,二便调,舌质暗,苔薄白,脉弦。查体:右腕部可及约4cm×4cm×5cm的肿物,质软,可活动,无压痛,皮色皮温正常。采取小针刀、中药联合治疗,患者取坐位,将患手水平放置在治疗台上,手背朝上,充分暴露囊肿部位,常规消毒、铺巾;术者戴口罩及无菌手套,在囊肿周围注射2%利多卡因1mL局部浸润麻醉,左手拇指、食指捏住囊肿两侧,右手持针刀,由囊肿最高点处进针。针尖刺破表皮后继续缓慢进针,待针下有落空感时,表明刺破囊壁进入囊腔，继续下行至囊肿基底部，纵向切割破坏基底层，稍退针后向四周多向铲拨，充分破坏囊壁，随后摇大针口出针；双手拇食指由四周向中间用力挤压囊肿，将囊腔内果冻状黏液充分挤出，用酒精棉球将黏液擦拭干净，随后注入0.9%生理盐水1mL，再次挤出以冲洗囊腔，挤净后将1mL复方倍他米松注射液注入囊腔。注射出针后按压针口1min，使用无菌纱布包扎。2天内针口处避免沾水，1周后观察情况。治疗无效或不彻底继续行小针刀治疗，3次治疗无效停止治疗。中药拟方桃红四物汤加减，处方：桃仁10g，红花10g，白芍10g，川芎10g，生地黄10g，当归10g。煎服法：上方首次以水800mL煎至200mL，再以水600mL煎至200mL，两次药液相混后平分两份，分早晚温服，1日1剂，连服3剂。

三诊（2020年1月23日）症见：患者神识清，精神可，右腕部术口无明显疼痛，无明显渗血渗液，术口愈合良好，二便调，舌质暗，苔薄白，脉弦。予拆线。中药拟方桃红四物汤加减，处方：桃仁10g，红花10g，白芍10g，川芎10g，生地黄10g，当归10g。煎服法：上方首次以水800mL煎至200mL，再以水600mL煎至200mL，两次药液相混后平分两份，分早晚温服，1日1剂，连服3剂。

四诊（2020年1月26日）症见：患者神识清，精神可，右腕部术口无明显疼痛，无明显渗血渗液，术口愈合良好，二便调，舌质暗，苔薄白，脉弦。

按语：腕背部腱鞘囊肿多见于青年和中年，女性多于男性；其起源于附近腱鞘及关节囊；由于过分劳损及外伤，尤其是长期重复劳损腕关节，致使滑膜腔内滑液增多，向背侧囊性疝出或发生结缔组织液退行性变所引起。本病属"筋聚""筋结""筋瘤"范畴。多因筋膜外伤或慢性劳损，致局部气血运行不畅，水液运化失调，痰湿瘀阻筋脉，加之寒湿之邪外侵，阴寒郁滞，痰湿积聚不散而成。传统手术治疗需将完整的囊肿及累及的腱鞘全部切除，可降低复发可能，但操作较复杂，创伤较大，有留疤可能。保守治疗中推拿针刺、抽液注射、封闭等治疗手段，虽操作简便，疗效尚可，但复发率较高。针刀疗法以痛为腧，针刺囊肿处，通调局部气血，促进局部气血运行，加速局部炎症因子代谢与吸收，同时利用针刺泻法，引邪外出，透脓排毒，将黏液排出体外，达到通经活络、化痰利湿的效果。可以充分破坏囊壁及囊肿发生的基底层，分解粘连组织，保护正常血管，降低复发率。腱鞘囊肿有单房和多房之分，在针刀操作过程中，一定要多向贯通，使囊腔内黏液充分排出，同时注入0.9%生理盐水再排出清理囊腔，避免因黏液残留导致再次复发。注射复方倍他米松，可减少白细胞在滑囊处的积聚，抑制炎症性毛细血管扩张，促进局部炎性物质的吸收，有较强的抗炎及免疫抑制作用，从而控制黏液分泌，加速囊肿的吸收、消失。桃红四物汤以桃仁、红花为君药，达活血化瘀之效，辅以当归、生地黄，达活血行气之效。腱鞘囊肿采取小针刀结合中药联合治疗，效果更佳。

医案16 脊柱转移瘤案

患者，女，65岁。患者2周前无明显诱因出现腰痛伴活动受限，疼痛活动时加重，休息时减轻，不可站立及行走，休息后无缓解，遂来我院就诊，门诊医师拟"腰痛"收入院。既往史：平素健康状况较差，1个月前曾在某三甲医院住院治疗，病情好转出院，出院诊断为恶性肿瘤免疫治疗；子宫内膜恶性肿瘤；慢性非萎缩性胃炎；高血压2级；2型糖尿病。有子宫内膜癌、高血压、糖尿病病史，规律用安罗替尼、替雷利珠单抗免疫治疗，二甲双胍、艾托格列净片控制血糖，阿托伐他汀钙片调脂稳斑，硝苯地平片控制血压；1个月前行唑来膦酸注射抗骨质破坏。有手术史，半年前于外院行子宫内膜癌根治术（具体不详）。初诊日期：2023年6月23日。症见：患者神识清、精神稍萎靡，腰痛伴活动受限，左肩、左侧胸背部疼痛，无恶寒汗出，无咳嗽咳痰，无气促，无恶心呕吐，无腹痛腹泻，纳可，眠可，大便正常，小便正常。舌暗，苔薄白，脉细。专科查体：颈软，无抵抗，脊柱生理弯曲变直，无畸形，腰背部肌肉紧张，广泛腰背部压痛、叩击痛明显。椎间孔挤压试验左（-），右（-）；臂丛神经牵拉试验左（-），右（-）；扣顶试验（-）；骨盆挤压及分离试验（-）；4字试验左（-），右（-）；直腿抬高试验左70°（-），右70°（-）；直腿抬高加强试验左（-），右（-）；双侧上肢肌肉正常，双侧下肢肌肉正常。肌力：四肢肌张力正常；左上肢肌力5级，右上肢肌力5级，足背伸肌力左侧5级，右侧4级；足跖屈肌力左侧5级，右侧4级；蹈背伸肌力左侧5级，右侧4级。感觉：双侧上肢皮肤感觉正常；右侧下肢皮肤感觉减弱。反射及病理征：腹壁反射（正常），鞍区感觉（正常）；双侧霍夫曼试验（－），肱二头肌肌腱反射左（＋＋），右（＋＋）；肱三头肌肌腱反射左（＋＋），右（＋＋）；桡骨膜反射左（＋＋），右（＋＋）；膝腱反射左侧（＋＋），右侧（＋＋）；跟腱反射左侧（＋＋），右侧（＋＋）；髌阵挛左（－），右（－）；踝阵挛左（－），右（－）；巴宾斯基征（Babinski sign）左（－），右（－）；余生理性反射存在，病理性反射未引出。辅助检查：某三甲医院ECT诊断示左侧肩峰、左侧第5前肋、左侧第6后肋、第5腰椎代谢活跃，考虑多发骨转移。

西医诊断：脊柱转移瘤。

中医诊断：骨瘤。

证型：气虚血瘀证。

治法：补气活血止痛。

方药：身痛逐瘀汤加减。

组成：秦艽5g，川芎10g，桃仁10g，红花10g，甘草5g，羌活5g，没药5g，当归10g，五灵脂（炒）10g，香附5g，牛膝15g，地龙（去土）15g，黄芪15g，补骨脂20g，骨碎补15g。

煎服法：上方首次以水800mL煎至200mL，再以水600mL煎至200mL，两次药液相混后平分两份，分早晚温服，1日1剂，连服5剂。

2023年6月28日查房见：患者神识清、精神稍萎靡，腰痛伴活动受限较前稍缓解，左肩、左侧胸背部疼痛，无恶寒汗出，无咳嗽咳痰，无气促，无恶心呕吐，无腹痛腹泻，纳可，眠可，大便正常，小便正常。舌暗，苔薄白，脉细。专科查体同前。辅助检查：MRI腰椎平扫加增强（1.5T）示：①L4椎体及双侧椎弓转移瘤，并椎体病理性骨折，椎管狭窄。②颈椎退变，C3/4椎间盘膨出，C4/5椎间盘向后突出，C5/6椎间盘向左后突出。③胸椎MRI未见明显异常。④骶管囊肿。完善术前准备，于第二日在手术室行腰椎后路固定减压、微波消融、肺静脉压（Pulmonary Venous Pressure，PVP）术，术后继续予身痛逐瘀汤加减，秦艽5g，川芎10g，桃仁10g，红花10g，甘草5g，羌活5g，没药5g，当归10g，五灵脂（炒）10g，香附5g，牛膝15g，地龙15g，黄芪15g，白术15g，补骨脂20g，骨碎补15g。煎服法：上方首次以水800mL煎至200mL，再以水600mL煎至200mL，两次药液相混后平分两份，分早晚温服，1日1剂，连服3剂。

2023年7月1日查房见：患者神识清、精神萎靡，术口疼痛，腰痛伴活动受限及左肩、左侧胸背部疼痛较术前改善，无恶寒汗出，无咳嗽咳痰，无气促，无恶心呕吐，无腹痛腹泻，纳可，眠可，大便正常，小便正常。术口愈合可，稍渗血渗液，对合良好。专科查体同前。考虑患者术中出血多，予身痛逐瘀汤中添加健脾益气补血的药物：秦艽5g，川芎10g，桃仁10g，红花10g，甘草5g，没药5g，当归15g，五灵脂（炒）10g，香附5g，牛膝15g，地龙15g，黄芪20g，白术15g，人参15g，补骨脂20g，骨碎补15g，茯苓15g。煎服法：上方首次以水800mL煎至200mL，再以水600mL煎至200mL，两次药液相混后平分两份，分早晚温服，1日1剂，连服5剂。

2023年7月6日查房见：患者神识清、精神稍萎靡，术口稍疼痛，腰痛伴活动受限及左肩、左侧胸背部疼痛较术前改善，无恶寒汗出，无咳嗽咳痰，无气促，无恶心呕吐，无腹痛腹泻，纳可，眠可，大便未解，小便正常。术口愈合可，未见明显渗血渗液，对合良好。专科查体同前。继续予身痛逐瘀汤加减：秦艽5g，川芎10g，桃仁10g，红花10g，甘草5g，没药5g，当归15g，五灵脂（炒）10g，香附5g，牛膝15g，地龙15g，黄芪20g，白术15g，人参15g，补骨脂20g，骨碎补15g，茯苓15g，火麻仁10g。煎服法：上方首次以水800mL煎至200mL，再以水600mL煎至200mL，两次药液相混后平分两份，分早晚温服，1日1剂，连服5剂。

2023年7月11日查房见：患者神识清、精神可，术口无明显疼痛，腰痛伴活动受限及左肩、左侧胸背部疼痛较术前改善，无恶寒汗出，无咳嗽咳痰，无气促，无恶心呕吐，无腹痛腹泻，纳可，眠可，大便正常，小便正常。术口愈合可，未见明显渗血渗液，对合良好。专科查体：颈软，无抵抗，脊柱生理弯曲变直，无畸形，腰背部肌肉稍紧张，腰背部轻压痛。腰背部可见长约10cm术口，术口愈合可，未见明显渗血渗液，对合良好。椎间孔挤压试验左（－），右（－）；臂丛神经牵拉试验左（－），右（－）；扣顶试验（－）；骨盆挤压及分离试验（－）；4字试验左（－），右（－）；直腿抬高试验左70°（－），右70°（－）；直腿抬高加强试验左（－），右（－）；双侧上肢肌肉正常，双侧下肢肌肉正常。肌力：四肢肌张力正常；左上肢肌力5级，右上肢肌力5级，足背伸肌力左侧5级，右侧4级；足跖屈肌力左侧5级，右侧4级；踇背伸肌力左侧5级，右侧4+级。感觉：双侧上肢皮肤感觉正常；右侧下肢皮肤感觉稍减弱。反射及病理征：腹壁反射（正常），鞍区感觉（正常）；双侧霍夫曼试验（－），肱二头肌肌腱反射左（++），右（++）；肱三头肌肌腱反射左（++），右（++）；桡骨膜反射左（++），右（++）；双侧直腿伸踝试验（－）；膝腱反射左侧（++），右侧（++）；跟腱反射左侧（++），右侧（++）；髌阵挛左（－），右（－）；踝阵挛左（－），右（－）；Babinski征左（－），右（－）；余生理性反射存在，病理性反射未引出。继续予身痛逐瘀汤加减：秦艽5g，川芎10g，桃仁10g，红花10g，甘草5g，没药5g，当归10g，五灵脂（炒）10g，香附5g，牛膝15g，地龙15g，黄芪20g，白术15g，人参15g，补骨脂20g，骨碎补15g，茯苓15g。煎服法：上方首次以水800mL煎至200mL，再以水600mL煎至200mL，两次药液相混后平分两份，分早晚温服，1日1剂，连服3剂。

2023年7月14日查房见：患者神识清、精神可，术口无明显疼痛，腰痛伴活动受限及左肩、左侧胸背部疼痛较术前改善，无恶寒汗出，无咳嗽咳痰，无气促，无恶心呕吐，无腹痛腹泻，纳可，眠可，大便正常，小便正常。术口愈合可，未见明显渗血渗液，对合良好。专科查体同前。继续予身痛逐瘀汤加减：秦艽5g，川芎10g，桃仁10g，红花10g，甘草5g，没药5g，当归10g，五灵脂（炒）10g，香附5g，牛膝15g，地龙15g，黄芪20g，白术10g，人参10g，补骨脂15g，骨碎补15g，茯苓15g。煎服法：上方首次以水800mL煎至200mL，再以水600mL煎至200mL，两次药液相混后平分两份，分早晚温服，1日1剂，连服3剂。嘱患者出院，避免弯腰负重，佩戴支具下床活动，门诊定期复查。肿瘤科门诊随诊。

按语：中医古籍并无"骨转移瘤"这一名称的明确记载，主要根据其疼痛的症状来命名，归为"骨瘤""石瘤""骨蚀""骨痹"等范畴。《素问·玉机真脏论》曰："大骨枯槁，大肉陷下，胸中气满，喘息不便，内痛引肩项。"这是关于本病最早的记载。《医宗金鉴·外科心法要诀》云："形色紫黑，坚硬如石，疙瘩叠起，推之不移，昂昂坚贴于骨者，名骨瘤。"《洞天奥旨》载："至于骨瘤、石瘤……按之如有一骨生于其中，或如石之坚，按之不疼者是也。"清代王清任的《医林改错》和唐容川的《血证论》提出了"瘀血致痛"的病机。骨转移瘤的发病，主要责于脾气不足，难以运化水谷，进一步加重气虚，气虚则血行推动无力，形成血瘀；气虚血瘀日久不去而成积，不通则痛，最终导致骨瘤的形成。故拟身痛逐瘀汤加减，方中红花活血养血、散瘀通经、止痛，牛膝补肝肾、强筋骨、活血化瘀，黄芪补脾益气，共为君药；地龙活血祛瘀、疏通经络，当归活血化瘀、调经，为臣药；桃仁活血祛瘀，没药活血止痛、祛瘀，五灵脂散瘀止痛、疏通经脉，香附疏肝理气、调经止痛，秦艽祛湿、止痹痛，羌活祛湿止痛，川芎活血化瘀、行气止痛，补骨脂、骨碎补补益肝肾共为佐药；甘草益气复脉，调和诸药，为使药。诸药合用，共达益气活血、通络止痛之功。骨转移瘤是晚期恶性肿瘤的常见并发症，约2/3晚期恶性肿瘤患者伴有骨转移。近年，骨转移瘤发病率呈逐年增长趋势，其可累及全身各部分骨骼，常见于胸腰椎，易引起骨折、脊髓压迫症等症状，大大降低了晚期肿瘤患者的生活质量。当患者出现骨折及脊髓损伤时，单纯使用中医治疗，效果不佳，要中西医结合，即中药、手术、化疗等综合治疗，可使患者的生活质量得到改善。

附 杂病医案

医案1 从痰热论治眩晕案

阮某，女，43岁，2024年2月15日就诊。主诉：头晕1天。症见：头晕1天。天旋地转样，伴有颈痛不适，困倦黏腻感，胸闷，偶有心慌，口干口苦，不欲饮，无怕冷，无耳鸣、听力下降，无肢体乏力，无头痛、呕吐不适，纳一般，眠差，大便1～2次/天，顺畅，小便调。查体：位置试验阴性，颈后区压痛，伴有旋转活动受限，转颈试验（＋），椎间孔挤压试验（－），臂丛神经牵拉试验（－），四肢肌力肌张力正常。舌暗红，有齿印，苔黄微腻，脉滑。

西医诊断：头晕。

中医诊断：眩晕。

证型：痰热上扰证。

治法：清热化痰，活血开窍。

方药：黄连温胆汤加减。

组成：黄连10g，淡竹叶10g，枳实10g，竹茹10g，茯苓15g，三七10g，仙鹤草30g，葛根30g。5剂。

水煎服，煎至200mL，饭后温服，1日1剂。

二诊（2024年2月20日）：头晕较前好转，天旋地转样，无颈痛不适，困倦黏腻感，胸闷，偶有心慌，口干口苦，不欲饮，无怕冷，无耳鸣、听力下降，无肢体乏力，无头痛、呕吐不适，纳一般，眠一般，大便1～2次/天，顺畅，小便调。查体：位置试验阴性，颈后区压痛，伴有旋转活动受限，转颈试验（＋），椎间孔挤压试验（－），臂丛神经牵拉试验（－），四肢肌力肌张力正常。舌暗红，有齿印，苔黄微腻，脉滑。继予黄连温胆汤加减：黄连10g，淡竹叶10g，枳实10g，竹茹10g，茯苓15g，三七10g，仙鹤草30g，葛根30g。5剂，水煎服，煎至200mL，饭后温服，1日1剂。

按语：眩是指眼花或眼前发黑，晕是指头晕甚或感觉自身或外界景物旋转。二者常同时并见，故统称为"眩晕"。轻者闭目即止；重者如坐车船，旋转不定，不能站立，或伴有恶心、呕吐、汗出，甚则昏倒等症状。患者头晕、天旋地转样，符合中医眩晕范畴。结合患者困倦黏腻感，胸闷，偶有心慌，口干口苦，舌暗红，有齿印，苔黄微腻，脉滑，四诊合参，当属痰热上扰证型，治疗上予黄连温胆为底，加三七活血化瘀止痛，葛根解痉止痛。西药予倍他司汀改善微小循环以改善头晕症状。

眩晕的中医病因主要有情志、饮食、体虚年高、跌仆外伤等方面。其病性有虚实两端，属虚者居多，如阴虚易肝风内动，血虚则脑失所养，精亏则髓海不足，均可导致眩晕。属实者多由于痰浊壅遏，或化火上蒙，而形成眩晕。眩晕之病因虽有上述多种，但其基本病理变化，不外虚实两端。虚者为髓海不足，或气血亏虚，清窍失养；实者为风、火、痰、瘀扰乱清空。本病的病位在于头窍，其病变脏腑与肝、脾、肾三脏相关。在眩晕的病变过程中，各个证候之间相互兼夹或转化。如脾胃虚弱，气血亏虚而生眩晕，而脾虚又可聚湿生痰，二者相互影响，临床上可以表现为气血亏虚兼有痰湿中阻的证候。

医案2 从痰论治眩晕案

李某，男，40岁，2024年2月13日初诊。主诉：头晕5天。患者因"头晕5天"来诊，头晕，昏沉感，非天旋地转样，无颈痛不适，困倦黏腻感，胸闷作呕，偶有心慌，口干，不欲饮，无耳鸣、听力下降，无肢体乏力，无头痛不适，纳一般，眠差，大便黏腻，小便清长，舌苔白腻，脉滑。血压130/88mmHg，查体未见明显异常。

西医诊断：头晕。

中医诊断：眩晕。

证型：风痰阻络证。

治法：健脾化痰，祛风通络。

方药：半夏白术天麻汤加减。

组成：党参30g，法半夏15g，白术15g，天麻15g，茯苓30g，陈皮10g，扁豆30g，白蒺藜15g，太子参20g，丹参20g，石菖蒲15g。7剂。

水煎服，煎至200mL，饭后温服，1日1剂。

二诊（2024年2月20日）：头晕较前好转。无颈痛不适，困倦黏腻感，胸闷作呕，偶有心慌，口干，不欲饮，无耳鸣、听力下降，无肢体乏力，无头痛不适，纳一般，眠差，大便黏腻，小便清长，舌苔白腻，脉滑。患者病情较前好转，继续守前方，予半夏白术天麻汤为主方加减：党参30g，法半夏15g，白术15g，天麻15g，茯苓30g，陈皮10g，扁豆30g，白蒺藜15g，太子参20g，丹参20g，石菖蒲15g。5剂，水煎服，煎至200mL，饭后温服，1日1剂。

三诊（2024年2月25日）：无头晕，无颈痛不适，无困倦黏腻感，无胸闷作呕，无心慌，无口干，无耳鸣，纳眠可，大小便正常，舌淡红苔薄白，脉稍滑。处方：党参30g，法半夏15g，白术15g，天麻15g，茯苓30g，陈皮10g，扁豆30g，白蒺藜15g，太子参20g，丹参20g，石菖蒲15g。5剂，水煎服，煎至200mL，饭后温服，1日1剂。

按语：眩晕发生的病因病机虽然复杂，但归纳起来无外乎风、火、痰、瘀、虚五个方面。各类眩晕可单独出现，也可相互并见。患者主诉头晕5天来诊，结合症状困倦黏腻感，胸闷作呕，偶有心慌，口干，不欲饮，大便黏腻，小便清长，舌苔白腻，脉滑，综合分析，符合中医眩晕范畴，证属风痰阻络，方予半夏白术天麻汤为主方加减。方中半夏、石菖蒲降逆止呕、化痰开窍；陈皮健脾理气；茯苓、白术、白扁豆健脾化痰；白蒺藜、天麻息风止晕；党参、太子参健脾益气养阴；丹参活血通络。若患者出现痰湿郁久化热，症见心烦口苦，渴不欲饮，舌红苔黄腻，脉弦滑者，可改用黄连温胆汤加减。

临床上对于眩晕应结合西医学辨病审因施治。眩晕的病因十分复杂，涉及多系统、多种疾病。一般应从眩晕的发作特点、类别、诱因、程度、持续时间、发作时有无伴随症状及有关病史等方面，结合神经系统查体、耳科检查、前庭功能试验等，初步判定患者是前庭周围性眩晕、前庭中枢性眩晕，还是非前庭系统性眩晕。必要时要进行脑电图、脑血流图、颈部X线、头颅CT及MRI或磁共振血管成像（MRA）检查；怀疑脑部感染性疾病还应做腰椎穿刺脑脊液检查。

医案3　从外感风寒论治感冒案

陈某，女，50岁，2024年3月6日初诊。主诉：头痛、鼻塞1天。

症见：患者因头痛、鼻塞1天就诊，昨日患者淋雨后出现头痛、鼻塞、怕冷、喷嚏、流清涕，伴颈肩部、背部僵硬牵扯感，无咳嗽、发热，无咽痛咽痒，无胸闷，无胃部嘈杂、反酸、烧心不适，纳眠一般，大便可，小便清。查体：双肺呼吸音清，未闻及明显干湿啰音，鼻窦区压痛不明显，颈部肌肉紧张，转颈试验（-），椎间孔挤压试验（-），臂丛神经牵拉试验（-），舌淡，苔白，脉浮滑。胸片未见明显异常；颈椎DR示颈椎骨质增生。

西医诊断：上呼吸道感染。

中医诊断：感冒。

证型：风寒束表证。

治法：辛温解表，解肌疏经。

方药：桂枝汤加减。

组成：葛根15g，桂枝10g，白芍15g，甘草10g，生姜15g，大枣15g，荆芥15g，防风15g。

3剂，水煎服，饭后温服，1日1剂。

二诊（2024年3月9日）：药后症减，头痛减轻，鼻塞、喷嚏，偶有黄鼻涕，颈肩部、背部僵硬牵扯感改善，无咳嗽、发热，无咽痛咽痒，无胸闷，无恶寒，嗳气、胸闷改善。舌淡，苔白微黄，脉浮。考虑患者风寒入里化热，予调整药方加金银花、连翘处理。葛根15g，桂枝5g，白芍15g，甘草10g，生姜15，大枣15g，荆芥15g，防风15g，金银花5g，连翘5g。3剂，水煎服，饭后温服，1日1剂。

三诊（2024年3月12日）：药后症减，暂无颈痛不适、颈肩部僵硬牵扯感，无颈肩部活动受限，无恶寒，无嗳气、胸闷，余无明显不适。治疗方案予去金银花、连翘，守初诊方，固护正气，方药3剂。

按语：患者淋雨后出现头痛、鼻塞、怕冷、喷嚏、流清涕，伴颈肩部、背部僵硬牵扯感，综合分析，西医考虑上呼吸道感染，中医诊断为感冒，证属风寒束表。患者感冒伴有颈肩部僵硬牵扯感，六经辨证考虑太阳经脉不利。太阳病提纲："太阳之为病，脉浮，头项强痛而恶寒"；《伤寒论》载："太阳病，项背强几几，反汗出恶风者，桂枝加葛根汤主之。"故予桂枝加葛根汤疏通太阳经脉。感冒常见于西医学中的普通感冒、流行性感冒、上呼吸道感染等疾病。普通感冒致病原为鼻病毒、冠状病毒等，流感病原学检测阴性，传染性弱，季节性不明显，不发热或轻、中度发热，无寒战，发热持续1～2天，全身症状轻或无，病程5～7天，并发症少见。流行性感冒致病原为流感病毒，流感病原学检测阳性，传染性强，有明显季节性，多高热（39～40℃），可伴寒战，发热持续时间3～5天，全身症状重，头痛，全身肌肉酸痛，乏力，病程5～10天，可合并中耳炎、肺炎、心肌炎、脑膜炎或脑炎等。临证当分清风寒、风热，若风寒之证误用辛凉，汗不易出，邪气难以外达；而风热之证误用辛温，则易助热伤津。同时要注意疾病传变，老人、婴幼儿、体弱者或感邪较重者，可见化热入里犯肺，或逆传心包（如流感病毒性肺炎、中毒型流感）的传变过程，又当与温病联系互参，辨证论治。

医案4　从益气养血论治末梢神经炎案

梁某，男，70岁，2023年1月6日初诊。主诉：四肢末节麻木不适1年余。现病史：患者于1年多前无明显诱因下出现四肢末节麻木不适，偶有四肢手足疼痛不适，无肢体乏力不适，一直于当地诊所治疗（具体不详），症状无明显缓解。患者为求进一步诊治，今来我院门诊就诊。症见：双手麻木，伴疼痛不适，无肢体乏力不适，纳可，眠差，二便调。既往史：2型糖尿病病史10余年，平素规律服用二甲双胍片0.5g，每日3次，控制血糖，血糖控制尚可。无食物、药物等中毒病史。体格检查：双手掌、指肌肤、足底麻木不仁；双侧足部皮肤颜色较暗，四肢肤温偏凉，双手、双足无肿胀，无瘀斑，无压痛，各指活动良好，血运正常。舌暗淡，苔薄白，脉微涩而紧。辅助检查：双手、双足DR检查未见明显异常，双侧上肢、双下肢动脉彩超血流畅通，未见异常。

西医诊断：2型糖尿病伴有末梢神经病变。

西药：甲钴胺片0.5g，1日3次，7天。

中医诊断：血痹。

证型：气血亏虚、经脉闭阻证。

治法：益气温经，和血通痹。

方药：黄芪桂枝五物汤合当归四逆汤加减。

组成：黄芪30g，桂枝12g，白芍20g，生姜12g，大枣12枚，甘草10g，当归15g，鸡血藤20g。

水煎服，共7剂，1日1剂。

二诊（2023年1月13日）：患者双手麻木、疼痛不适减轻，舌暗淡，苔薄白，脉微涩而紧。患者病情较前改善，中药予添加全蝎、蜈蚣等虫类药物加强疏通经络之功。继续予甲钴胺片0.5g，每日3次；中药予黄芪30g，桂枝12g，白芍20g，生姜12g，大枣12枚，甘草10g，当归15g，鸡血藤20g，赤芍15g，全蝎5g，蜈蚣2条，水煎服，共7剂，1日1剂。

三诊（2023年1月20日）：患者双手麻木较前好转，暂无疼痛不适，舌暗淡，苔薄白，脉微涩而紧。患者病情好转，守前方，继续治疗。

按语：《诸病源候论》载："血痹者，由体虚邪入于阴经故也。血为阴，邪入于血而痹，故为血痹也。"《金匮要略》载："血痹，阴阳俱微，寸口关上微，尺中小紧，外证身体不仁，如风痹状，黄芪桂枝五物汤主之。"黄芪桂枝五物汤为治疗血痹的常用方剂，味少而精，临床应用中应根据伴随症状进行适当加减，如兼血瘀者，可加桃仁、红花、全蝎、蜈蚣等以活血通络。

医案5 从清热除湿通络论治下肢动脉闭塞案

麦某，男，81岁，2023年10月6日初诊。主诉：右下肢肤色较暗、肢冷5月余。现病史：患者于5个多月前无明显诱因出现右下肢肤色较暗、肢冷，偶有右下肢疼痛不适，无肢体乏力不适，随之至我院门诊就诊。查右下肢彩超示右下肢动脉不完全性闭塞，予利伐沙班治疗后，上述症状改善。现为进一步寻求中医治疗，遂来诊。症见：患者神识清，精神可，右下肢肤色较暗、肢冷，无肢体乏力，无外伤，无头晕、胸闷、心慌，口干口苦，不欲饮，口中黏腻，无怕冷，无耳鸣，纳一般，眠差，小便黄，大便黏腻。体格检查：右下肢肤色较暗、右下肢肤温偏凉，右足动脉搏动较弱，无瘀斑，无压痛，各指活动良好。舌暗淡，苔薄黄，脉滑。右下肢动脉彩超：右下肢动脉不完全性闭塞。

西医诊断：右下肢动脉不完全性闭塞。

中医诊断：血痹。

证型：气血亏虚、经脉闭阻证。

治法：益气温经，和血通痹。

方药：四妙散加减。

组成：麸炒苍术15g，黄柏15，牛膝15g，薏苡仁30g，路路通30g，丹参15g，红花5g，丝瓜络20g，黄芪20g，川芎10g，牛大力20，五指毛桃30g。

水煎服，共7剂，1日1剂。

二诊（2023年10月13日）：患者右下肢肤色较暗、肢冷改善，舌暗淡，苔薄黄，脉滑。患者病情较前改善，中药守前方加附子温阳通络。麸炒苍术15g，黄柏15g，牛膝15g，薏苡仁30g，路路通30g，丹参15g，红花5g，丝瓜络20g，黄芪20g，川芎10g，牛大力20g，五指毛桃30g，黑顺片10g（先煎），水煎服，共7剂，1日1剂。

三诊（2023年10月20日）：患者右下肢肤色较暗、肢冷较前好转，守前方，继续治疗。

按语：结合患者舌苔和脉象，综合分析，考虑患者本虚标实，自身气血运行不畅，阳气虚弱为本；湿热阻滞经络为标，治疗予四妙散清热利湿；以路路通、丹参、红花、丝瓜络、黄芪、川芎、牛大力、黑顺片温阳行气，活血通络。

医案6   用青蒿鳖甲汤治肺炎津伤疾患案

傅某，男，58岁，2023年7月15日初诊。现病史：以流感并发肺炎入住某院治疗，经治疗后全身症状改善，肺部X线检查显示炎症已吸收，唯于每日午后发热，体温在37.8～38.6℃，发热时静滴葡萄糖生理盐水后体温下降，次日又再发热，注射维生素B_1后，体温也可正常，于是带B_1针出院，三四天一次午后发热，注射B_1后便可退热，转求中医治疗，遂来诊。见舌质红嫩少苔，脉虚而带数。

患者一般情况良好，无明显消瘦，饮食二便如常，生活工作不受影响，每隔数天则发热，注射维生素B_1后可退热。

西医诊断：功能性发热。

中医诊断：肺热病。

证型：阴虚发热证。

治法：滋阴清热，益气生津。

方药：青蒿鳖甲汤加减。

组成：青蒿10g，鳖甲25g，生地黄20g，知母10g，牡丹皮15g，玉竹15g，石斛15g。

7剂，水煎服，1日1剂。

二诊（2023年7月22日）：服药后发热减缓。坚持以上方加减，间或加麦冬、百合之类，其后再无发热。

按语： 患者为流感肺炎，热病后期，阴液已伤，阴分本有伏热，午后阳气入阴，两阳相加，故见反复午后低热。舌质红嫩少苔，脉虚数，为阴虚有热之象。治以青蒿鳖甲汤以养阴透热，益气生津。方中鳖甲入阴分，滋阴退热，青蒿既能清热，又能引邪外出，清中有透散之力；两药相配，滋阴清热，内清外透，具有先入后出之妙。生地黄滋阴凉血，知母滋阴降火，玉竹、石斛养肺胃之阴，助鳖甲养阴退虚热。牡丹皮味苦性寒，助青蒿清透阴分伏热。全方共奏滋阴清热、益气生津之效。